BIBLIOTHÈQUE MÉDICALE

PUBLIÉE SOUS LA DIRECTION

DE MM.

J.-M. CHARCOT	**G.-M. DEBOVE**
Professeur à la Faculté de médecine de Paris, Membre de l'Institut.	Professeur à la Faculté de médecine de Paris, Membre de l'Académie de médecine, Médecin de l'hôpital Andral.

BIBLIOTHÈQUE MÉDICALE CHARCOT-DEBOVE

VOLUMES PARUS DANS LA COLLECTION :

V. Hanot. LA CIRRHOSE HYPERTRO-PHIQUE AVEC ICTÈRE CHRONIQUE.

G.-M. Debove et **Courtois-Suffit.** TRAITEMENT DES PLEURÉSIES PURULENTES.

J. Comby. LE RACHITISME.

Ch. Talamon. APPENDICITE ET PÉRITYPHLITE.

G.-M. Debove et **Rémond** (de Metz). — LAVAGE DE L'ESTOMAC.

J. Seglas. DES TROUBLES DU LANGAGE CHEZ LES ALIÉNÉS.

A. Sallard. LES AMYGDALITES AIGUËS.

L. Dreyfus-Brisac et **I. Bruhl.** PHTISIE AIGUË.

B. Sollier. LES TROUBLES DE LA MÉMOIRE.

De Sinety. DE LA STÉRILITÉ CHEZ LA FEMME ET DE SON TRAITEMENT.

G.-M. Debove et **J. Renault.** ULCÈRE DE L'ESTOMAC.

G. Daremberg. TRAITEMENT DE LA PHTISIE PULMONAIRE, 2 vol.

Ch. Luzet. LA CHLOROSE.

E. Mosny. BRONCHO-PNEUMONIE.

A. Mathieu. NEURASTHÉNIE.

N. Gamaleia. LES POISONS BACTÉRIENS.

H. Bourges. LA DIPHTÉRIE.

Paul Blocq. LES TROUBLES DE LA MARCHE DANS LES MALADIES NERVEUSES.

P. Yvon. NOTIONS DE PHARMACIE NÉCESSAIRES AU MÉDECIN, 2 vol.

L. Galliard. LE PNEUMOTHORAX.

E. Trouessart. LA THÉRAPEUTIQUE ANTISEPTIQUE.

Juhel-Rénoy. TRAITEMENT DE LA FIÈVRE TYPHOÏDE.

J. Gasser. LES CAUSES DE LA FIÈVRE TYPHOÏDE.

G. Patein. LES PURGATIFS.

A. Auvard et **E. Caubet.** ANESTHÉSIE CHIRURGICALE ET OBSTÉTRICALE.

L. Catrin. LE PALUDISME CHRONIQUE.

Labadie-Lagrave. PATHOGÉNIE ET TRAITEMENT DES NÉPHRITES ET DU MAL DE BRIGHT.

E. Ozenne. LES HÉMORROÏDES.

Pierre Janet. ÉTAT MENTAL DES HYSTÉRIQUES. LES STIGMATES MENTAUX.

H. Luc. LES NÉVROPATHIES LARYNGÉES.

R. du Castel. TUBERCULOSES CUTANÉES.

J. Comby. LES OREILLONS.

Chambard. LES MORPHINOMANES.

J. Arnould. LA DÉSINFECTION PUBLIQUE.

Achalme. ÉRYSIPÈLE.

P. Boulloche. LES ANGINES A FAUSSES MEMBRANES.

E. Lecorché. TRAITEMENT DU DIABÈTE SUCRÉ.

Barbier. LA ROUGEOLE.

M. Boulay. PNEUMONIE LOBAIRE AIGUE, 2 vol.

A. Sallard. HYPERTROPHIE DES AMYGDALES.

Richardière. LA COQUELUCHE.

G. André. HYPERTROPHIE DU CŒUR.

E. Barié. BRUITS DE SOUFFLE ET BRUITS DE GALOP.

L. Galliard. LE CHOLÉRA.

Polin et **Labit.** HYGIÈNE ALIMENTAIRE.

Boiffin. TUMEURS FIBREUSES DE L'UTÉRUS.

P. Janet. ÉTAT MENTAL DES HYSTÉRIQUES. ACCIDENTS MENTAUX.

E. Rondot. LE RÉGIME LACTÉ.

POUR PARAITRE PROCHAINEMENT :

L. Capitan. THÉRAPEUTIQUE DES MALADIES INFECTIEUSES.

Legrain. MICROSCOPIE CLINIQUE.

F. Verchère. LA BLENNORRHAGIE CHEZ LA FEMME, 2 vol.

H. Gillet. RYTHMES DES BRUITS DU CŒUR (physiol. et pathol.).

Ménard. LA COXALGIE TUBERCULEUSE.

P. de Molènes. TRAITEMENT DES AFFECTIONS DE LA PEAU.

G. Martin. MYOPIE, HYPEROPIE, ASTIGMATISME.

F. Leguen. CHIRURGIE DES REINS ET DE L'URETÈRE.

Blache. FORMULAIRE DES MALADIES DE L'ENFANCE.

Ch. Monod et **J. Jayle.** CANCER DU SEIN.

A. Reverdin. ANTISEPSIE CHIRURGICALE.

Guermonprez et **Bécue.** ACTINOMYCOSE.

Chaque volume se vend séparément. Relié : 3 fr. 50.

LE
RÉGIME LACTÉ

PAR

Le Dr Édouard RONDOT

PROFESSEUR AGRÉGÉ A LA FACULTÉ DE MÉDECINE

MÉDECIN DES HÔPITAUX DE BORDEAUX

PARIS

RUEFF ET Cⁱᵉ ÉDITEURS

106, BOULEVARD SAINT-GERMAIN, 106

—

LE
RÉGIME LACTÉ

DÉFINITION. — DIVISION

Littré définit le régime : l'usage raisonné et méthodique des aliments et de toutes les choses essentielles à la vie, tant dans l'état de santé que dans l'état de maladie. Le régime lacté comprend donc l'histoire du lait comme *aliment* et comme *médicament*, à tous les âges ; j'écarterai cependant de cette description l'étude de l'*allaitement* en général, qui mérite à lui seul une exposition détaillée, et je me bornerai à présenter l'état de nos connaissances sur l'emploi *thérapeutique* du lait.

J'aurai donc à passer successivement en revue les *propriétés* principales du lait, en insistant plus particulièrement sur ses principes élémentaires dans leur rapport avec la nutrition et sur les *transformations* essentielles qu'il subit dans l'économie. Ce sont là des notions indispensables à tous les cliniciens. Et c'est dans ce même esprit d'utilité pratique que j'indiquerai succinctement, à côté des *contaminations microbiennes* que peut subir ce liquide alimentaire, les différents moyens destinés à le rendre *aseptique*, parmi lesquels la *stérilisation* semble devoir combler tous les *desiderata* de la médecine courante.

J'essaierai de résumer ensuite l'ensemble de nos connaissances sur les *applications* multiples de ce régime et je terminerai par quelques considérations sur la cure du *petit-lait* et sur les *laits fermentés*, qui nous offrent des moyens d'action qu'il est bon de ne pas laisser tomber dans l'oubli.

HISTORIQUE

De toute antiquité, le régime lacté a fait partie des ressources curatrices destinées à combattre les états morbides les plus variés. Fréquemment mentionné dans les auteurs sanscrits, nous le voyons préconisé par Hippocrate dans la *phtisie* qui s'accompagne d'un mouvement fébrile modéré, dans les *fièvres lentes* évoluant sans évacuations sanguines, sans flux diarrhéiques abondants. Recommandé dans les mêmes circonstances par Galien, Celse, Pline, Avicenne, etc., il devient, au Moyen âge, l'objet d'une véritable proscription basée surtout sur les prétendus accidents déterminés par sa rapide coagulation dans l'estomac, laquelle aurait provoqué, au dire de Porro Forestus, des phénomènes d'empoisonnement rapidement terminés par la mort. Il fallait la grande autorité de Sydenham et d'Hoffman, ainsi que l'enthousiasme de Cheyne pour le réhabiliter et le mettre en honneur, le premier dans la goutte et les hydropisies, le second dans la phtisie, au sujet de laquelle on peut dire qu'il fut l'initiateur de la cure par le lait d'ânesse.

Les nombreux travaux du siècle dernier donnèrent à l'usage thérapeutique de cet aliment une valeur incontestée, dont il restait à préciser les indications ; ce fut l'œuvre des médecins de notre temps, qui purent utiliser dans ce but les grandes découvertes réalisées dans le domaine de l'auscultation par les travaux de Laënnec donnant une base certaine au diagnostic de la phtisie et des maladies du cœur (Debove), ainsi que les études si remarquables qui ont suivi celles de Bright sur les maladies des reins. A côté des noms de Serres (d'Alais), de Guinier, Pécholier, Karell, de Jaccoud, de G. Sée, etc., une place à part revient au professeur Debove, mon maître, dont la thèse d'agrégation (1878) renferme tout ce qui a trait au *régime lacté dans les maladies* et contient des vues personnelles, originales, dont plusieurs ont été fréquemment reproduites et vulgarisées dans ces derniers temps.

On verra, au cours de cette étude, combien la période actuelle a donné d'importance à ce régime dans le traitement des néphrites et des cirrhoses du foie.

Une de ses plus brillantes applications dérive également des connaissances toutes récentes sur les *auto-intoxications*, et sur le rôle salutaire qu'exerce le lait sur le fonctionnement des reins et du foie, au point de vue de la transformation et de l'élimination des substances toxiques élaborées dans l'organisme.

Enfin, je ne saurais oublier, dans ce court aperçu, l'intérêt des recherches microbiennes dans leurs rapports avec l'alimentation lactée et les notions intéressantes qui résultent de la possibilité d'annihiler les germes pathogènes, principalement ceux de la tuberculose, par l'ébullition, la pasteurisation et la stérilisation, et d'écarter le danger de transmission des maladies infectieuses par l'intermédiaire d'un lait contaminé. J'aurai l'occasion de montrer quels signalés services peut rendre ce liquide aseptisé dans la thérapeutique des nourrissons qui n'ont pas l'avantage d'être élevés au sein, et cette question de l'emploi du lait stérilisé, dont la connaissance date à peine de quelques années, mérite d'être rangée au nombre des bienfaisantes conquêtes réalisées par les recherches de microbiologie clinique.

N'ayant pas à retracer l'historique de l'allaitement, je rappellerai simplement à son sujet le précepte de Galien, qui constitue la règle essentielle à laquelle il faut toujours se reporter : *puellus, quoad primores dentes amiserit, solo lacte alendus,* que nous appliquons avec plus de sévérité en posant comme principe absolu que le lait des animaux ne saurait remplacer le lait de femme qu'en cas d'impérieuse nécessité ou d'impossibilité d'y recourir.

J'aurai soin de signaler, au chapitre des propriétés du lait, les différences de sa valeur digestible, suivant les conditions auxquelles on le soumet pour répondre à l'alimentation des nouveau-nés et des nourrissons, et je résumerai à ce sujet les principales recherches poursuivies dans les laboratoires aussi bien que celles qui résultent de leur utilisation au traitement des maladies qui surviennent à ce premier âge de la vie, et qui ont subi une véritable impulsion dans ces dernières années de la part des physiologistes et des cliniciens.

PROPRIÉTÉS

Le lait est un liquide blanc, d'odeur *sui generis*, de saveur spéciale, agréable, sucrée, de réaction alcaline à l'état frais, amphotère (Soxhlet), d'une densité moyenne de 1.028 à 1.034 à 15°.

C'est, comme l'œuf, un *aliment complet*, mais dont divers principes varient suivant les espèces animales. On y retrouve constamment, dissous ou en suspension dans une grande quantité d'*eau*, de la *caséine*, de l'*albumine*, de la *graisse*, du *sucre de lait* et des *sels* parmi lesquels les *phosphates* occupent une place importante.

J'emprunte au tableau de Hirt les différences qui existent entre le lait de *femme* et le lait de plusieurs *animaux*. On y trouve, sur 100 parties :

	Eau.	Caséine.	Albumine.	Graisse.	Sucre de lait.	Sels.
Femme.....	87,09	0,66	2,35	3,90	6,04	0,49
			2,48			
Vache......	87,41	3,01	0,75	3,66	4,82	0,70
			3,41			
Brebis......	81,63	4,09	1,42	5,83	4,86	0,73
			6,95			
Anesse.....	90,04	0,60	1,55	1,29	6,25	0,31
			2,01			
Cavale......	90,71	1,24	0,75	1,17	5,70	0,37
			2,05			
Chèvre.....	86,91	2,87	1,19	4,09	4,45	0,86
			3,69			

L'analyse des *cendres* permet de reconnaître, sur 1000 parties, d'après Schmidt :

	Femme	Vache
Sodium..............	4,21	6,38
Potassium......................	31,59	24,71
Chlore............................	19,06	14,39
Oxyde de calcium..................	18,78	17,31
Oxyde de magnésium.....	0,87	1,90
Acide phosphorique..............	19,00	29,13
Acide sulfurique.................	2,64	1,15
Oxyde de fer.....................	0,10	0,33
Silice.......................... ...	traces	0,09

Au repos et dans un endroit frais, les globules de

graisse s'élèvent à la surface et forment la *crème*. Parmi les matières grasses du lait, je citerai la margarine, la butyrine, la stéarine, la lécithine (matière grasse phosphorée).

En plus de ces composés, il est important de tenir compte des *gaz* : CO^2 (7 pour 100), Az. O; l'ébullition les faisant disparaître, on comprend que le lait bouilli n'offre pas, à ce point de vue, des propriétés digestives identiques à celles du lait cru (Dujardin-Beaumetz). Notons, enfin, la présence des *micro-organismes*, aérobies ou anaérobies, provenant de l'extérieur, sur lesquels j'aurai à revenir en étudiant les moyens d'aseptiser le lait.

LAITS ANORMAUX

Tous ces chiffres sont utiles à connaître quand il s'agit d'établir scientifiquement la composition anormale du lait qu'on prescrit, et plus particulièrement en médecine infantile. M. Marchand (de Fécamp) admet, en effet, deux classes de laits anormaux, les uns par *excès*, les autres par *infériorité* d'un des principes essentiels. Sans entrer dans les détails de cette question, qui ressortit surtout à l'étude de l'allaitement, je me bornerai à rappeler qu'un lait dans lequel le beurre dépasse 36 pour 100, surtout lorsque la lactine s'accroît proportionnellement, est, en général, excellent, mais à condition que ces chiffres ne s'élèvent pas trop, car on a vu le dépérissement amené par un lait ayant les caractères d'un bon aliment et dont le beurre dépassait 52 grammes. L'excès des matières protéiques entraîne souvent des troubles digestifs, d'où l'indication d'une nourriture mixte chez les femmes qui donnent le sein.

La diminution du beurre au-dessous de 30 grammes doit faire refuser le lait pour l'alimentation des nourrissons ; celle de la lactine, qui survient souvent dans la gestation, le rend généralement insuffisant.

COAGULATION

Le lait se *coagule* spontanément, quand il est placé dans un endroit frais, ou qu'il s'y forme de la *caséase* par la sécrétion d'un certain nombre de microbes qu'il renferme ordinairement (Duclaux) ; mais le caillot ne se produit pas quand on maintient le liquide à l'abri de l'air, et sa conservation dans cet état peut durer plusieurs années (Nocard).

Tous les *acides* produisent cette coagulation, qui paraît due à l'acide lactique quand elle survient spontanément ; pour la provoquer, le Codex recommande l'addition d'une solution d'acide citrique au lait bouilli. Les *ferments* ont la même action, et parmi eux la première place appartient au *lab* provenant de la *présure* et que Hammarsten a reconnu dans le suc gastrique. D'après Selmi, la coagulation qu'on obtient avec le lab est indépendante de la présence d'un acide.

LE LAIT SUIVANT LES ESPÈCES ANIMALES

Les propriétés que je viens de résumer s'appliquent surtout au lait de vache. Mais il n'est pas indifférent au clinicien d'être fixé sur celles du lait de chèvre et du lait d'ânesse, car, indépendamment des services qu'ils peuvent rendre pour l'allaitement artificiel, ils répondent à plusieurs indications au cours d'un certain nombre d'états morbides.

En nous reportant au tableau de Hirt, nous voyons que le lait de chèvre est plus riche en caséine, en albumine, en graisse et en sels que le lait de vache, tout en renfermant à peu près la même quantité de lactose. Il est surtout remarquable par la prédominance des matières grasses : 4.09 au lieu de 3.66, et donne un beurre plus ferme que celui des vaches.

Son goût *sui generis*, que tous les malades n'acceptent pas, est toutefois moins prononcé quand le lait provient de bêtes à poil blanc.

Lorsqu'on croit devoir y recourir pour allaiter les nourrissons, et plus particulièrement ceux qui sont frappés de syphilis, il faut choisir une chèvre ayant récemment mis bas, qui soit au moins à sa seconde portée et d'un caractère suffisamment doux pour être dirigée à volonté.

On devra se rappeler que cet animal n'a de lait que pendant quatre ou cinq mois de l'année.

Le lait d'*ânesse*, préconisé depuis longtemps dans la phtisie, utilisé dans ces derniers temps pour l'allaitement direct de la femelle d'animal à l'enfant, a donné chez ces derniers des succès remarquables qui l'avaient fait adopter par Parrot à la nourricerie des Enfants-Assistés. Sa composition, qui se rapproche le plus du lait de femme, donne en grande partie la raison de ces résultats. Toutefois, son prix élevé et son rendement très limité ne permettent guère d'y recourir dans la pratique habituelle, en dehors de circonstances exceptionnelles. Son remplacement par le lait stérilisé, expérimenté par Budin chez les prématurés, paraît devoir se généraliser, autant à cause des difficultés que l'on trouve à s'en procurer que des adultérations auxquelles il est soumis de la part de ceux qui l'exploitent. Ajoutons à cela qu'il s'altère très rapidement et que l'ébullition ne le défend pas des fermentations qui le coagulent dans un assez court délai ; c'est pourquoi l'on recommande de traire l'ânesse plusieurs fois par jour et de donner le lait à l'enfant presque aussitôt après la traite.

L'alimentation de l'animal doit être prise en sérieuse considération ; on évitera d'y introduire des fourrages verts, que Parrot et Berling avaient cherché à substituer aux fourrages secs, modification qu s'est traduite par un accroissement subit de la mortalité dans leurs services et par l'apparition d'accidents gastro-intestinaux qui ne reconnaissaient pas d'autre cause plausible.

En ce qui concerne le régime des grandes personnes, on devra tenir compte de l'infériorité de ce lait sur celui de la vache aussi bien pour les chiffres de la caséine que pour ceux de la graisse, et de la prédominance fortement accentuée de la lactose.

INFLUENCE DE L'ALIMENTATION SUR LES QUALITÉS DU LAIT

Les propriétés du lait peuvent varier dans des proportions assez notables, suivant le mode d'alimentation des animaux qui le fournissent, et la connaissance de ces variations a une importance réelle au point de vue de l'allaitement artificiel, ainsi que pour toutes les applications du régime lacté à la cure des maladies.

Le lait des vaches diffère singulièrement suivant qu'elles sont élevées au grand air ou dans les étables. Et, dans le premier cas, le lait des animaux nourris dans les prairies grasses ou sur les coteaux où se rencontrent de nombreuses graminées aromatiques est en même temps plus riche, plus parfumé et bien plus agréable pour les malades ; on peut en dire autant du lait des vaches qui paissent dans les bois. Lorsqu'au

contraire elles n'ont à leur disposition que des pâturages très humides, le lait, bien plus abondant, moins
épais, contient un excès d'eau et n'a, pour ainsi dire,
aucun parfum ; le beurre en est pâle, presque dif-
fluent, au lieu d'être jaune et ferme.

Dans ces conditions, la moyenne des matières solides
est de 160 grammes par litre. Mais elle s'abaisse considérablement quand l'alimentation du bétail devient
insuffisante. Les expériences de Wœlker ont, en effet,
démontré que le lait des vaches qu'on avait parquées
dans des prairies appauvries, où elles ne trouvaient
pas les matériaux de leur ration normale, était à la
fois très réduit comme quantité et ne présentait plus
qu'un chiffre de principes solides de 100 pour 1000 le
matin et de 93 pour 1000 dans la soirée.

Si les animaux sont exclusivement nourris dans les
étables, il faut, pour obtenir le meilleur lait, les soumettre à une alimentation substantielle et assez
variée. Albrecht conseille de leur donner, en plus de
10 livres de foin et de paille, 10 livres de paille
hachée, 5 livres de farine d'orge et 3 de farine
d'avoine.

Le fourrage sec élève sensiblement les proportions
des principes solides du lait.

Sans entrer dans le détail des différents modes
d'alimentation dont on a étudié les effets, je rappellerai qu'avec l'avoine et la luzerne on obtient
le chiffre le plus élevé de caséine, tandis que celui

du beurre est peu variable ; au contraire, les deux premiers aliments sont ceux qui fournissent le moins de sucre, dont le taux est bien plus considérable avec les pommes de terre, les betteraves et les carottes. En se basant sur ces données, établies par Péligot et Damoiseau, il semble qu'on pourrait arriver à obtenir à volonté la prédominance d'un des éléments constitutifs du lait, de façon à l'adapter plus spécialement à certains états morbides pour lesquels il serait indiqué d'une façon particulière.

On accroîtrait ainsi ses qualités diurétiques en augmentant les doses des féculents, en ajoutant la pulpe de betteraves ou des carottes ; tandis qu'il deviendrait bien plus nutritif par l'emploi à peu près exclusif de la luzerne, de l'avoine ou d'autres substances azotées, telles que le maïs, le pain de qualité inférieure, etc.

Les vaches uniquement nourries de betteraves engraissent rapidement, puis dépérissent avec tous les signes d'une consomption qui s'accompagne d'accidents pulmonaires, et leur lait, très abondant, donnerait un beurre de qualité inférieure.

L'alimentation par les *drèches*, résidus des substances ayant subi la fermentation alcoolique (maïs, pommes de terre, etc.), doit être considérée comme nuisible aussi bien pour les animaux, dont elle finit par altérer la santé, que pour les propriétés plus ou moins nocives qu'elle communique à leur lait. Ce liquide aurait été trouvé constamment acide au moment même de la traite par Ehrenhaus, et cette réaction s'explique facilement puisque la quantité d'acide acétique que comporte la ration journalière s'élève à 60 grammes environ, lesquels correspondent à 10 litres de vinaigre ordinaire (Girard). Dans trois séries d'expériences entreprises par Demme sur des groupes de vingt-cinq nourrissons, dont les uns recevaient du lait de vaches ne mangeant que du foin, les seconds du lait de vaches nourries d'herbe verte, les derniers du lait de bêtes auxquelles on ne donnait que des résidus de distillerie, quelques troubles légers se montrèrent chez les seconds, tandis que, parmi ceux de la troisième catégorie, cinq succombèrent après avoir présenté de la stomatite érythémateuse et de la gastro-entérite aiguë. Ce sont, du reste, les mêmes manifestations morbides qui s'observent chez les animaux qui tombent malades à la suite de ce mode d'alimentation continuée pendant plusieurs années, sans que, du reste, la production du lait s'en trouve diminuée.

Si l'on rapproche ces observations de Demme de la mortalité exceptionnelle signalée par Dreschler à Ingolstadt, où les vaches sont nourries des résidus des brasseries, on reconnaîtra que le lait obtenu dans de semblables conditions ne peut répondre aux exigences du régime lacté aussi bien chez les nourrissons qu'à tous les âges de la vie.

TRANSFORMATIONS DU LAIT DANS LE TUBE DIGESTIF

La principale modification subie par le lait dès son arrivée dans l'estomac est une *caséification* produite par le *lab-ferment*, et d'où résulte le dédoublement de la caséine en albumose et en caséum. Un fait très curieux, bien élucidé depuis les travaux de Hammarsten, d'Artus et Pagès, c'est la différence de réaction de la matière caséogène suivant qu'elle se trouve ou non en présence de sels de *calcium*, car elle ne subit de précipitation qu'autant que ceux-ci se rencontrent dans le même milieu.

Cette caséification s'opère beaucoup plus vite pour le lait de vache naturel que pour le lait bouilli, qui se rétracte bien moins que le premier ; ces différences sont à peine sensibles pour le lait de chèvre.

D'après quelques auteurs, une partie de la caséine résisterait à la caséification et, comme l'albumine dissoute, subirait la peptonisation sans être coagulée par les acides du suc gastrique (Schiff).

La caséine, une fois précipitée, se transforme plus ou moins rapidement en peptones facilement absorbables, comme celles qui proviennent de l'albumine.

La *lactose*, qui n'est pas directement assimilable, se dédoublerait, d'après Dastre, en *galactose* et en *gly-*

cose, par l'intervention de certains *microbes* et de leurs sécrétions, qui se rencontrent dans l'intestin, le suc intestinal étant incapable par lui-même d'opérer ce dédoublement. Chez les diabétiques, les expériences de Troisier et Bourquelot prouvent que le lait se transforme en glycose ; mais on ne trouve pas de galactose dans les urines. Nothnagel et Rossbach admettent la production exclusive de sucre de canne. Toutefois, on peut voir apparaitre la *fermentation lactique* quand la sécrétion du *suc gastrique* est *insuffisante* proportionnellement à la *quantité* de *lait ingéré* (Ch. Richet). C'est ce qui arrive souvent dans le cours de certaines affections stomacales et plus particulièrement dans le cancer, si l'on n'a pas soin de neutraliser au préalable les ferments qui président à cette acidification. C'est aussi ce qui en explique la fréquence chez les nourrissons qui absorbent de trop grandes quantités de lait ou bien l'ingèrent presque sans interruption : la sécrétion du suc gastrique ne peut suffire à défendre la lactose contre les agents de sa transformation acide.

Comme terme de son évolution, le sucre de lait parait subir une combustion complète avec formation d'eau et d'acide carbonique.

La digestion du lait, en ce qui concerne la caséine et l'albumine, ne se fait pas entièrement dans l'estomac, et le *suc pancréatique* contribue à la rendre définitive. Celle des *matières grasses* s'effectue entièrement dans l'*intestin*, où s'absorbent également l'eau et les sels qui entrent dans la composition de cet aliment.

Quant à la *durée* du séjour du lait dans la cavité gastrique, Ch. Richet affirme qu'au bout d'une heure il en resterait à peine quelques traces chez l'adulte. C'est le chiffre admis par Dujardin-Beaumetz dans les cas d'*intégrité* de l'estomac.

Chez l'*enfant*, l'évolution de l'acte digestif paraît aussi rapide en ce qui concerne le lait de femme; elle tient surtout à la manière dont se comporte la caséine en présence du suc gastrique. Le lait de vache se coagule en masses épaisses et se digère plus lentement, tandis que celui d'ânesse présente à peu près les mêmes propriétés que le lait de femme. On obvie généralement à l'excès de caséine du lait de vache par le coupage avec de l'eau; quelques médecins semblent lui préférer la décaséinisation par le procédé de la levure, qui ramène le chiffre de cet élément aux proportions qu'il atteint dans le lait de femme. Un certain nombre d'observations plaident en faveur de ce mode d'administration (Vigier, Société de thérapeutique, 11 janvier 1893). Nous verrons que la caséine du lait stérilisé, par son état de division, possède des qualités d'assimilation qui le rendent très précieux à tous les âges.

Quoi qu'il en soit, le lait, quand il est bien digéré, ne laisse qu'une quantité insignifiante de *résidus*, aussi entraine-t-il ordinairement de la *constipation;* nous verrons comment cette propriété se trouve heureusement utilisée dans le traitement de certaines diarrhées.

Le régime lacté fait subir plusieurs modifications aux *gaz intestinaux*; en effet, si l'on voit prédominer l'azote par un régime animal et le protocarbure d'hydrogène par un régime végétal, l'usage exclusif de cette alimentation, d'après Ruge, entraînerait le dégagement d'un excès d'hydrogène.

L'absorption du lait détermine une *diurèse* assez rapide, qui paraît tenir à la fois à l'action de sa lactose et de son eau de constitution; les urines sont plus abondantes que la quantité de liquide ingérée : elles contiennent en proportion normale la plupart des éléments essentiels qu'on y rencontre habituellement; aussi, lorsque leur sécrétion s'accroît jusqu'à près de 3 litres, cette action prolongée entraîne une dénutrition contre laquelle on doit toujours se mettre en garde et qu'on recherche, au contraire, dans les cas où cette déperdition répond à l'indication d'activer l'élimination de ces éléments et en particulier de l'azote.

Le pouvoir *uro-toxique* se trouve notablement *réduit* par le régime exclusif, ainsi que l'ont démontré MM. Charrin et Roger et Surmont; nous verrons, dans le paragraphe suivant, que les urines, en pareil cas, ne renferment plus certains produits de décomposition des matières albuminoïdes. De cette double propriété dérivent de nombreuses applications de la cure lactée

dans le traitement préventif et curatif des auto-intoxications.

Il est important de noter que cette action diurétique
reste indépendante de toute irritation du parenchyme
rénal.

L'influence du régime lacté sur l'élaboration des
substances toxiques qui se forment dans l'organisme,
sans être encore complètement élucidée, peut cependant permettre de formuler quelques observations
positives.

Nous venons de voir que son action diurétique est
une de celles qui trouve le plus souvent l'occasion
d'être mise à profit, et c'est à elle qu'on doit souvent
de voir disparaître des symptômes *d'auto-intoxication*
provenant d'une dépuration insuffisante par la voie
rénale.

Une autre propriété qui mérite d'être mise en relief,
c'est que le lait *réduit* à la fois les *fermentations* et les
phénomènes de *putréfaction intestinale* à leur *minimum*.
Marini, H. Wintervitz, en ont fourni des preuves directes. Le second de ces expérimentateurs vient, en effet,
de démontrer que le lait possède une *force retardatrice*
sur la *putréfaction des albuminoïdes* et sur la formation
des premiers produits intestinaux de décomposition
(*leucine, tyrosine, chromogènes protéiques*) et des produits ultérieurs, tels que l'*indol*, le *skatol* et le *phénol*.
C'est ainsi qu'après quatre ou cinq jours on ne retrouve
aucune trace de ces derniers dans le lait digéré à 30°

par l'extrait de viande ou par le bouillon de pancréas.

Cette action retardante, proportionnelle à la quantité de lait, dépendrait surtout de la présence de la *lactose*, sans être influencée par les acides qui prennent naissance aux dépens des hydrocarbures. Elle se manifeste également dans tout le tube digestif et amène ce résultat que l'*indol*, le *skatol* et le *phénol* ne sont pas entrainés dans les urines et dans les matières fécales au cours de la diète lactée, tandis qu'on y retrouve la tyrosine, la leucine et l'acide hydroparacoumarique (*Zeitschr. für Phys. Ch.*, t. XVI, p. 460).

Si l'on tient compte que, parallèlement à cette diminution des fermentations et de la putréfaction dans le travail gastro-intestinal, le lait n'occasionne qu'un *résidu fécal* assez minime, on s'expliquera les excellents effets de ce régime pour obtenir la réduction des alcaloïdes d'origine intestinale, et, par suite, l'allègement du rôle du foie qui préside à leur destruction.

Ainsi, le lait, en *favorisant l'émonction rénale, empêche l'hypertoxie urinaire* au cours des affections nombreuses qui peuvent lui donner naissance.

Il *diminue* la quantité des *toxines* qui se forment dans l'intestin.

De ces deux ordres de phénomènes résultent les indications si importantes du régime lacté pour combattre les intoxications aiguës, pour s'opposer aux dangers de l'insuffisance rénale et de l'insuffisance hépatique, si souvent connexes et qui peuvent évoluer séparément.

Ajoutons à ces considérations que le lait contient peu de sels de *potasse*, ce qui contribue à augmenter encore l'antisepsie du milieu intestinal, et l'on comprendra comment le régime exclusif peut donner de si brillants succès dans des cas en apparence si dissemblables.

Nous verrons, enfin, comment les transformations précédentes, qui s'opèrent sans élever la tension vasculaire, ajoutent encore leur appoint dans les circonstances pathologiques où nous aurons à examiner les indications de la cure lactée.

VALEUR ALIMENTAIRE

Le lait, comme nous le prouve sa composition, représente le type d'un aliment complet, destiné à assurer la nutrition des jeunes mammifères, pour lesquels les proportions des principes azotés et non azotés se trouvent combinées de manière à leur permettre un développement graduel. Mais chez l'homme en dehors de la première enfance, une quantité de lait de **3** litres et demi à **4** litres, capable de représenter les éléments essentiels de la *ration d'entretien*, ne saurait convenir à l'alimentation exclusive d'un individu *sain* et le conduirait, plus ou moins rapidement, à l'*inanition*. S'il suffit le plus souvent à des sujets atteints de maladies du tube digestif, aux hydropiques, à certains cardiaques et dans toutes les auto-intoxications, c'est à la condition que les malades demeurent à peu près *immobiles* ou *alités*; dans le cas contraire, comme chez la plupart des albuminuriques qui restent valides, le lait ne saurait maintenir à lui seul l'équilibre nutritif et déterminerait à bref délai la diminution du poids du corps, l'amaigrissement, la perte de l'énergie physique et morale, une véritable *anémie lactée*, qui disparaît par le retour à l'alimentation commune. MM. G. Sée, Lécorché et Talamon ont particulièrement insisté sur cet abus du lait, dont les inconvénients se manifestent tout aussi bien chez les sujets qui le tolèrent à la dose de 4 litres que chez ceux pour lesquels il devient le point de départ d'accidents gastro-intestinaux qui suffisent à expliquer son action débilitante.

En comparant aux chiffres des *éléments* que doit contenir la *ration* d'un *adulte* ceux qui représentent les mêmes *éléments* dans le *lait*, il est facile de reconnaître qu'il faudrait donner 3 à 4 litres de ce liquide par jour pour obtenir l'équivalence des *albuminoïdes* et des *graisses*, mais qu'il en faudrait bien davantage, 6 *litres au moins*, pour arriver à faire absorber la même quantité de principes *hydrocarbonés*.

D'après MM. Lécorché et Talamon, 4 *litres* contiennent la dose quotidienne nécessaire pour répondre aux besoins de la nutrition, car l'excès d'albumine ou de graisse qu'ils comportent permet de compenser, dans une certaine mesure, l'insuffisance des carbures d'hydrogène.

Le tableau suivant permettra de se fixer dans l'esprit les chiffres qui doivent toujours être présents à la mémoire du clinicien :

Ration de l'adulte.

		1 litre de lait.	4 litres de lait.
Matières azotées.	125 à 130 gr.	37 à 40 gr.	148 gr.
Graisse..........	100 gr.	40 gr.	160 gr.
Hydrocarbures...	300 gr.	50 gr.	200 gr.

Nous avons vu que, même avec ces 4 *litres* par jour, un homme ne saurait suffire à ses besoins alimentaires, quand il est *valide* et doit faire de l'*exercice* musculaire. Aussi, je ne saurais trop le répéter, le lait, en pareil cas, conduit à la *dénutrition*, et la meilleure preuve, c'est la perte de poids qui, chez les albuminuriques, peut atteindre 50 grammes par jour, comme j'en connais des exemples, c'est l'amaigrissement qu'on constate chez certains *obèses* soumis à ce régime exclusif.

Il est bien probable que la *restriction* très notable dans l'ingestion des principes *hydrocarbonés* est une des causes essentielles de cette *dénutrition*. Dans une communication récente à l'Académie de médecine, M. G. Sée affirmait qu'on pouvait *réduire* de moitié la quantité d'*albumine* de la ration d'entretien en *élevant* celle des deux autres éléments, *graisses* et *hydrocarbures*, et en choisissant, parmi les principes albumineux, ceux qui possèdent un pouvoir nutritif de premier ordre, tels que la caséine, le blanc d'œuf, les fibres musculaires, la légumine, le gluten, etc. C'est pourquoi la pénurie des matières hydrocarbonées dans le lait ne saurait être remplacée par l'excès des substances azotées, et c'est la principale raison de ce fait bien avéré que, si le régime lacté suffit à des malades alités, il ne donne pas à ceux qui ne sont point condamnés au repos les moyens de réparer leurs forces lorsqu'ils doivent fournir une çertaine somme de travail musculaire.

Voici, du reste, quelles sont les conclusions formulées récemment à ce sujet par le professeur G. Sée.

Le régime lacté, chez l'homme qui fait de l'exercice, conduit, sous un délai plus ou moins rapproché, à l'affaiblissement des forces et à tous les phénomènes qui traduisent une dénutrition bien caractérisée.

Qu'un individu *sain* se nourrisse journellement avec 3 litres de lait, au bout de plusieurs jours de ce régime, sans qu'il y ait une diminution sensible de poids, on voit se perdre une quantité considérable d'*azote*, c'est-à-dire d'urée, aux dépens du corps, et c'est pourquoi les forces musculaires s'abaissent. Cette déperdition d'azote pour un travailleur est tellement considérable qu'au bout d'une semaine le lactophage est menacé dans sa santé générale. Si, à l'état de repos, l'apport de la caséine est suffisant, il cesse, au contraire, de couvrir le déficit de l'organisme quand les mutations moléculaires sont augmentées pour produire la force vive. Ainsi la diète *lactée* ne convient qu'aux *malades* ou à ceux qui font peu de mouvement et, par conséquent, ne perdent que peu de chaleur.

A ces considérations, M. G. Sée ajoute encore cette particularité que le lait, comme diurétique, détermine la sécrétion d'une urine qui n'est pas simplement aqueuse, mais qui renferme une proportion normale des éléments urinaires principaux, et, comme sa quantité peut monter à 3 litres, on voit que, dans ces circonstances, le lait devient à la fois diurétique et dénutritif.

On comprend, dès lors, comment le régime lacté finit par devenir un régime d'*inanition*.

Nous verrons, à propos du traitement des néphrites, que ces conclusions concordent de la manière la plus complète avec les observations recueillies par MM. Lécorché et Talamon, publiées pour démontrer que l'emploi du lait dans l'albuminurie peut entraîner de graves abus et doit être suspendu dès qu'on en a obtenu les effets suffisants.

Il résulte de ces considérations que, pour augmenter les bons effets de ce régime, dans les cas où il est formellement indiqué, on doit, le plus souvent, prescrire le repos au lit, à moins qu'on ne tienne à activer le mouvement de désassimilation tout en cherchant à diminuer l'apport alimentaire dans un certain nombre de maladies générales par ralentissement de la nutrition où le lait compte de remarquables succès.

MICROBES DU LAIT; MOYENS DE S'OPPOSER A LEURS EFFETS

L'existence des micro-organismes susceptibles de se rencontrer dans le lait offre une importance de premier ordre au sujet des applications nombreuses du régime lacté, car elle permet d'affirmer en premier lieu que ce liquide peut être nuisible et devenir un agent de transmission des maladies infectieuses quand il contient des microbes pathogènes. Elle impose, par conséquent, au médecin l'obligation de s'assurer toujours de l'emploi d'un lait aseptique ou, dans le doute, de prescrire une des opérations, telles que l'*ébullition*, la *pasteurisation*, la *stérilisation*, seules capables de s'opposer aux dangers d'un lait contaminé. On comprend, en effet, qu'il n'est pas sans péril de faire absorber, surtout à des organismes débilités, à des convalescents, à des malades dont les fonctions digestives sont plus ou moins troublées, un liquide alimentaire contenant des bacilles tuberculeux provenant d'une vache phtisique, ou qui, par l'addition d'une eau polluée, a pu collecter d'autres microbes non moins redoutables, tels que le bacille d'Eberth. Sans entrer dans tous les détails que comporte cette question, je me bornerai à rappeler à cette place comment le lait peut être contaminé par des micro-organismes et par quels moyens les effets de cette contamination peuvent être plus ou moins neutralisés.

A côté des *microbes* réputés *inoffensifs* et qui n'agissent que sur les fermentations (variétés du genre *thyrotrix*, bacilles de la *fermentation lactique, bacillus mesentericus vulgaris*, etc.), nous trouvons les microbes pathogènes qui proviennent soit des animaux, soit de source extérieure, et pour lesquels le lait constitue un excellent milieu de culture où se développent également bien leurs produits de sécrétion.

Tuberculose. — L'*infection tuberculeuse* du lait est de beaucoup la plus fréquente, car elle se rencontrerait en moyenne cinq fois sur cent, d'après Ritter, dans le lait des villes, et H. Martin, avec des échantillons pris au hasard, à Paris, a obtenu des inoculations positives trois fois sur neuf. Du reste, on a pu reconnaître plusieurs fois la présence des bacilles de Koch immédiatement après la traite (Bollinger). Le lait de chèvre contiendrait bien moins souvent les agents infectieux de la tuberculose ; mais on ne saurait plus le considérer aujourd'hui comme entièrement indemne à cet égard.

Toutes les manifestations de la tuberculose chez la vache peuvent entraîner la virulence du lait : celles des *mamelles* paraissent les plus dangereuses, mais on ne compte plus les faits de transmission expérimentale obtenus sans que ces dernières aient été le siège d'altérations (Peuch et Toussaint, Bang, Ernst). D'autre part, comme il est quelquefois difficile de reconnaître la *pommelière*, qui se dissimule souvent, à ses débuts, sous les plus belles apparences de santé, on comprend à quelles craintes devrait toujours obéir le médecin qui prescrit le régime lacté. Si les exemples de transmission de la vache à l'homme sont heureusement assez rares, on en compte cependant de très concluants, surtout en ce qui concerne l'alimentation des enfants ; c'est ainsi qu'on a vu de jeunes sujets, issus de parents bien portants et nourris au sein, succomber rapidement à des tuberculisations intestinales, mésentériques ou méningées, pour avoir absorbé, soit au cours de l'allaitement, soit à l'époque du sevrage, du lait de vaches reconnues tuberculeuses.

Ce sont là des arguments de premier ordre pour tous les cliniciens, et, comme nous pouvons toujours conserver des *doutes* sur la nature d'un lait recueilli dans les meilleures conditions apparentes de santé de l'animal qui le fournit, nous devons constamment penser à la possibilité de son *infection* par les agents de transmission de la tuberculose et chercher à préserver nos malades de leurs effets. Or, l'*ébullition*, la *pasteurisation* et la *stérilisation* semblent donner une sécurité à peu près complète à cet égard, puisqu'il suffit d'une élévation de température de 68 à 69° pour annihiler les bacilles de Koch.

Parmi les autres maladies des animaux susceptibles de se transmettre par l'usage du lait, je citerai principalement : la *péripneumonie*, la *fièvre aphteuse*, le *charbon*, ainsi que la *scarlatine*, dont l'origine animale peut être, pour certains cas, regardée comme très réelle.

La *péripneumonie* peut-elle se propager par l'intermédiaire du lait ? MM. Dupré et Lécuyer ont rapporté deux cas de pneumonie observés chez des enfants qui absorbaient un lait provenant de vaches atteintes de cette maladie ; un troisième, resté bien portant, avait toujours refusé de boire de ce même lait. Sans chercher à élucider la question de savoir s'il s'agissait, en pareil cas, du pneumocoque qui se rencontre chez l'homme, il est très possible que ce micro-organisme se dépose dans le lait et l'infecte au même titre que le bacille de la tuberculose. Et, quel que soit l'agent infectieux qui détermine l'apparition de cette maladie chez les animaux, leur lait n'en constitue pas moins un danger et ne doit à aucun prix être ingéré sans avoir subi soit l'ébullition, soit la stérilisation.

La *fièvre aphteuse* des vaches communique également au lait des propriétés nuisibles qui se traduisent chez les jeunes enfants par des troubles gastro-intestinaux, de l'amaigrissement, auxquels il est parfois difficile de porter remède (Précy). M. David a montré que, sur

27 malades ayant contracté cette affection, 9 avaient été infectés par le lait, dont l'action s'est retrouvée dans les cas rapportés par M. Proust et où l'alimentation lactée pouvait seule être incriminée. Deux faits analogues ont été observés par MM. Vessenberg et Chauveau. Et il semble à peu près admis que cette transmission n'a généralement lieu que s'il existe des lésions ulcéreuses au niveau des trayons (Lelest).

Charbon. — Les expériences de MM. Chambrelent et Moussous ont démontré qu'en inoculant le charbon à des femelles en lactation, les bactéries passent dans le lait, où elles sont cependant bien moins abondantes que dans le sang. De plus, en inoculant aux animaux du bouillon de culture provenant de ce lait infecté, on leur communique le charbon.

Nous ne saurions, malgré l'opinion contraire de Koubassoff (1885), regarder un aliment aussi nettement contaminé comme inoffensif. On admet, il est vrai, que le suc gastrique fait perdre au bacille du charbon ses propriétés infectieuses, tandis qu'il les conserve après avoir été exposé à l'action de la salive, de la bile et du suc pancréatique (Falk). Il serait donc dangereux de faire ingérer un lait charbonneux dans les affections nombreuses qui s'accompagnent d'une hypoacidité bien marquée du suc gastrique ainsi que dans tous les états pathologiques du tube digestif, susceptibles d'entraîner des exfoliations épithéliales qui favorisent singulièrement l'absorption des bacilles et des spores pathogènes.

Indépendamment de sa contamination par les agents infectieux des affections transmissibles des *animaux*, le lait peut devenir nuisible par la présence des organismes pathogènes et de leurs produits de sécrétion, provenant des maladies microbiennes observées chez l'homme.

En plus de la *tuberculose* pulmonaire, dont les bacilles peuvent se déposer dans le lait par suite de circonstances assez variées, je signalerai la *fièvre typhoïde*, la *diphtérie*, la *scarlatine*, le *choléra*, la *diarrhée verte*, etc.

Fièvre typhoïde. — Pour la *fièvre typhoïde*, c'est probablement l'intervention d'une eau polluée qui produit le plus souvent cette transmission, soit qu'à cette eau viennent se mélanger les infiltrations des fosses d'aisances où l'on a projeté les selles des malades atteints de dothiénentérie (épidémie de Leicester, E. Buck), ou bien des eaux d'égouts (épidémie d'Édimbourg, Penkert), ou même de l'eau d'un puits souillée par des déjections, comme on l'a observé récemment dans un de nos régiments de cavalerie. Dans ces cas, comme dans ceux rapportés par Janssen, Murchison, Tripe, Roth, etc., les épidémies locales s'arrêtèrent en même temps que la suppression du lait, dont l'infection remontait à l'utilisation qu'on avait faite de ces eaux impures pour en opérer le mouillage ou pour nettoyer les vases qui le contenaient.

Diphtérie. — Le lait a été plusieurs fois considéré comme le seul agent de transmission de la diphtérie dans certaines épidémies, et cette opinion a acquis une valeur nouvelle à la suite des expériences de Klein, qui réussit à obtenir des cultures avec le lait de vaches auxquelles on avait inoculé des bacilles de Löfler, et à transmettre la maladie à des chats.

Parmi les cas de contagion signalés chez l'homme, on ne saurait omettre cette épidémie d'Addlestone, où quatorze personnes furent frappées après avoir pris de la crème dans une soirée (1879).

Hart affirme que cette origine par le lait aurait été précisée dans sept épidémies au cours desquelles 700 personnes furent infectées, sans qu'on ait pu mettre en évidence la manière dont s'était opérée la contamination du lait.

Et je rappellerai que Löfler, se fondant sur la facilité de développement du bacille de la diphtérie dans ce liquide, conseille formellement de rejeter de la consommation celui qui provient de fermes où se trouvent des diphtéritiques.

Scarlatine. — La transmission de la scarlatine par le lait a été mise en évidence, surtout en Angleterre, où les épidémies sont aussi fréquentes que meurtrières. Je rappellerai celles de South-Kensington et Saint-Andrew (1870), de Weybridge et Addlestone

(1879), de Marylebone (1885), de Winsbledon (1887). En 1890, dans une épidémie survenue aux environs de New-York, on reconnut que tous les malades avaient bu du lait contaminé, tandis que les individus restés indemnes s'en étaient abstenu (L.-H. Miller).

Cette contamination peut provenir de sources très diverses, aussi nombreuses que les circonstances dans lesquelles se propagent les agents pathogènes de la scarlatine. Il reste cependant à élucider d'une manière définitive la question de savoir si cette fièvre est susceptible d'évoluer sur la vache et de se transmettre de l'animal à l'homme. Les travaux de Klein donnent à cette hypothèse une base scientifique, qui, malgré les critiques de Crookshank, mérite d'être prise en sérieuse considération.

C'est à l'occasion d'une épidémie développée chez les clients d'un laitier de Londres qu'il put démontrer qu'aucun cas de la maladie n'existait chez les personnes employées à la ferme d'où provenait le liquide incriminé, mais que les vaches y présentaient des lésions éruptives consistant surtout en placards bulleux et en ulcérations des pis. Par l'inoculation sous-cutanée à d'autres vaches du liquide recueilli sur ces lésions, on vit se développer une infection bien caractérisée, ressemblant à la scarlatine humaine et se compliquant, comme elle, de néphrite parenchymateuse et d'albuminurie. Des symptômes identiques se reproduisirent après l'inoculation des microcoques, qui furent retrouvés dans le pus ainsi que dans un échantillon de lait condensé.

En admettant avec Crookshank qu'on se soit trouvé plusieurs fois en présence d'éruptions de cow-pox, on ne saurait refuser une grande valeur aux affirmations si précises de Klein, d'autant plus qu'elles sont en concordance avec une communication de M. Picheney à l'Académie des sciences.

En tout cas, de nouvelles observations seraient nécessaires pour éclairer cette question d'un jour définitif et pour démontrer cette assertion de Klein : que les microbes pathogènes de la scarlatine ne sauraient résister à une température dépassant 85°. L'ébullition offrirait, par conséquent, une garantie complète contre le danger qu'attribue cet auteur aux micro-organismes qu'il a découverts dans les circonstances que je viens de résumer.

On comprend comment la même sollicitude doit présider à la réalisation de l'asepsie du lait en temps d'épidémie *cholérique* où la contamination de l'eau par les bacilles virgules peut devenir une cause de propagation de la maladie.

La conclusion pratique à tirer de tous ces faits, c'est qu'il faut toujours redouter la possibilité d'un *ensemencement de microbes pathogènes* dans le lait, et que cette règle ne saurait souffrir d'exception pas plus dans les foyers où règnent des épidémies que dans les endroits où séjournent des malades, et principalement des tuberculeux et ceux dont les affections ont été signalées plus haut. Si l'on ajoute à ces causes les plus fréquentes de contamination celles qui résultent des maladies des animaux, et en particulier de la phtisie, on se rendra compte que le lait cru n'offrira jamais de garanties comparables à celles des divers laits aseptiques.

LAITS COLORÉS ET LEURS MICROBES

L'étude des *laits colorés*, au point de vue spécial de ce travail, ne saurait être complètement passée sous silence, attendu que quelques médecins prétendent qu'ils peuvent être impunément prescrits, tandis que d'autres, avec Mossler, Zundell, les ont vus déterminer des accidents d'intoxication. Rouvier les considère également comme très nuisibles dans la majorité des cas, de sorte qu'il est plus prudent de les rejeter de l'alimentation des enfants comme de celle des malades plus âgés.

On sait qu'il s'agit alors d'une coloration bleue, provoquée tantôt par le *vibrio syncyanus* ou *cyanogenus*, tantôt par le *penicillium glaucum*, qui en constituerait même le micro-organisme exclusif, d'après Mossler. Sous leur influence, en même temps que par le fait d'un état maladif de la vache laitière, la caséine donnerait naissance à un composé d'aniline. Qu'on admette, avec Ehrenberg, que le *monas prodigiosa* soit seul en cause, ou, avec Robin, qu'il s'agisse d'amas de spores colorées, il semble rationnel de rattacher cette altération à l'alimentation et de l'attribuer à ce que les animaux paissent dans des prairies trop fumées et boivent une eau très ammoniacale, chargée d'organismes, surtout à la période des grandes chaleurs (Reiset, Rouvier). Pour l'éviter, Reiset conseille une très grande propreté dans le nettoyage des vases destinés à contenir le lait et leur immersion dans l'eau bouillante pendant cinq minutes. Si ces moyens sont insuffisants, l'addition d'une petite quantité d'acide acétique cristallisable (5 centimètres cubes par litre) empêcherait la production de toute coloration anormale.

Les mêmes considérations s'appliquent aux laits jaunes (*vibrio synxanthus*) ou rouges (*vibrio xanthogenus*), qu'il serait imprudent d'accepter dans le régime des nourrissons et des malades.

PASSAGE DES SUBSTANCES TOXIQUES ET MÉDICA-
MENTEUSES DANS LE LAIT

Les principes toxiques introduits par l'alimentation se retrouvent généralement dans le lait. C'est ainsi qu'on a observé des accidents occasionnés par le lait de chèvres ayant brouté l'*euphorbia paralias*, comme le prouvent les symptômes gastro-intestinaux avec refroidissement, nausées, etc., que ressentirent ceux des marins de *l'Agamemnon* et du *Malborough* qui avaient ingéré de ce lait à leur déjeuner (1861). Des phénomènes analogues peuvent survenir avec *l'arethusa cynapium*, le *sené*, qui provoque des coliques et de la diarrhée, le *colchique*, la *ciguë*, etc. C'est ainsi qu'à la suite des signes d'un véritable empoisonnement qui frappèrent à Rome les habitants de Rione-Borgo, on ne trouva, pour en expliquer l'origine, que l'usage du lait de chèvres dont la pâture contenait ces deux dernières plantes ; et cette origine fut nettement démontrée par une série d'expérimentations et d'analyses qui révélèrent dans les matières vomies par les malades et dans le lait la présence de la colchicine, à l'exclusion de toute autre substance toxique.

Les altérations des fourrages sont susceptibles d'occasionner des troubles morbides, aussi bien chez les animaux que chez les personnes qui s'alimentent de leur lait. Et l'on voit souvent surgir des gastroentérites chez les enfants absorbant un lait fourni par des vaches nourries avec des foins altérés qui donnent à ce liquide un goût amer provenant d'une fermentation putride démontrée, d'après Rouvier, par la formation d'une couche superficielle de moisissures et le dégagement d'acide sulfhydrique.

Cette influence nocive peut dépendre également de l'eau plus ou moins polluée dont s'abreuvent les animaux, et il n'est pas indifférent de s'enquérir de ses qualités lorsqu'on soupçonne le lait d'entraîner l'apparition de phénomènes insolites dont il est difficile de retrouver la cause. Je rappellerai à ce sujet l'empoisonnement de toute une famille, attribué par Oglesby au lait d'une vache arrivée au dernier degré de la consomption et qui, bien portante antérieurement, n'avait subi d'autre contamination morbide que celle qui provenait de l'usage habituel de l'eau d'un ruisseau dans lequel se déversait le tuyau des latrines de l'habitation.

LAITS MÉDICAMENTEUX

Comme les substances toxiques d'origine alimentaire et comme les principes aromatiques et colorants, les substances médicamenteuses peuvent également se retrouver dans le lait. C'est là une propriété susceptible d'être utilisée en thérapeutique, sans qu'on puisse néanmoins en retirer des avantages supérieurs à ceux que procure l'administration de ces substances exactement dosées, données en même temps que le lait. Pour les iodures en particulier, je crois qu'il y a tout avantage à savoir la quantité de principe actif absorbée par les malades, et l'on ne saurait s'en rendre compte au moyen de la méthode de Labourdette, qui permet bien de faire ingérer du lait ioduré, mais qui ne permet pas d'en apprécier exactement la composition, variable du reste suivant les animaux et suivant des circonstances multiples, sur lesquelles je n'ai pas à insister. Les mêmes objections se rapportent aux médications mercurielle, phosphatée, etc., qui ne sauraient donner autre chose que des résultats incertains en raison des notions incomplètes sur lesquelles doit s'appuyer le praticien pour en prescrire l'usage. J'ajouterai même, au sujet des laits phosphatés qu'on a préconisés dans ces derniers temps, une remarque qui me semble d'un grand intérêt : c'est que l'absorption et l'assimilation des phosphates de chaux demeurent très hypothétiques, comme l'admettent Bouchard et Dujardin-Beaumetz.

C'est pourquoi je ne pense pas qu'aucun de ces moyens puisse remplacer l'administration bien réglée d'un lait naturel auquel le médecin peut associer tout autre médicament, suivant les effets qu'on désire obtenir.

L'inoculation d'un certain nombre de substances par la voie sous-cutanée détermine également leur apparition dans la sécrétion lactée. On a utilisé cette propriété pour communiquer au lait des qualités immunisantes contre certains virus : c'est ainsi que M. Ketscher a pu obtenir un lait de chèvre conférant l'immunité cholérique à des cobayes, en injectant à la première des cultures très virulentes du bacille virgule sous la peau, dans le péritoine et dans les veines (Société de biologie, 29 octobre 1892).

LES LACTO-TOXINES

Les manipulations subies par le lait, principalement à l'époque des grandes chaleurs, peuvent faire apparaître des produits toxiques qui déterminent des phénomènes insolites, que les malades mettent généralement sur le compte du régime. Aussi le médecin doit-il être constamment en éveil sur la nature d'un aliment susceptible de s'altérer et de devenir dangereux, et c'est avec une constante sollicitude qu'il a l'obligation de s'assurer de la provenance du lait qu'il a prescrit. Il suffit de citer les faits d'empoisonnement survenus en avril 1886 à Long-Branch, et dont l'origine était l'ingestion d'un lait expédié aussitôt après la traite et dans lequel l'absence de refroidissement et le transport pendant les heures les plus chaudes de la journée avaient donné naissance à cette ptomaïne de Vaughan, le *tyrotoxicon*, dont les cristaux purent être isolés, et qui produisit chez les animaux des symptômes identiques à ceux qu'on avait observés chez l'homme.

Le danger peut provenir également de toxines d'origine variée : en plus de celle qu'a signalée Brieger comme donnant lieu à des accidents nerveux convulsifs, et qu'il nomme pour cette raison *spasmotoxine*, les laits contaminés par des microbes pathogènes sont également un milieu très favorable au développement des sécrétions qui constituent l'une des fonctions de ces organismes infectieux.

ASEPTISATION DU LAIT

L'innocuité du lait, en ce qui concerne l'annihilation des germes pathogènes, peut s'obtenir à des degrés différents par *l'ébullition*, par la *pasteurisation* et surtout par la *stérilisation*. Il est indispensable de savoir dans quelle mesure ces différentes opérations sont susceptibles d'être utilisées pour le régime lacté, et c'est à cet unique point de vue que j'en retracerai les notions essentielles.

LAIT BOUILLI

L'*ébullition*, préconisée au *Congrès de la tuberculose* (1884) et par l'Académie de médecine en 1889 et 1890, a été généralement adoptée en raison de la sécurité qu'elle procure en *détruisant* les *bacilles de Koch*, et son usage s'est rapidement vulgarisé, surtout dans la médecine infantile, malgré les objections qu'on a pu lui adresser. Reichman a, en effet, reconnu que le lait bouilli était moins facilement *peptonisé* chez l'enfant que le lait cru, et Laurent l'accuse d'entraîner des troubles digestifs nombreux et d'entraver les diverses fonctions physiologiques. C'est que l'ébullition à l'air libre, tout en réduisant notablement le volume du lait, chasse les gaz qu'il contient et lui fait perdre certains de ses principes albumineux. Mais elle n'en resterait pas moins indispensable si nous n'avions trouvé dans la stérilisation un moyen de parer aux différents inconvénients, fortement exagérés, qu'on impute au lait bouilli. Loin d'accepter l'opinion de Laurent, qui le dénonce comme la cause des troubles gastro-intestinaux capables de préparer le terrain à la tuberculose, je dirai que les expériences poursuivies dans les *crèches* lui sont entièrement favorables, et qu'il constitue, au contraire, un sûr garant contre les infections des voies digestives, dont il supprime les principales. Thomas, de Genève, a même vu récemment des enfants tolérant mal le lait stérilisé en cas de dyspepsie intestinale, chez lesquels d'excellents résultats furent obtenus au moyen d'un lait qu'on avait fait bouillir pendant un quart d'heure à petit feu.

LAIT PASTEURISÉ

La *pasteurisation* du lait consiste à le soumettre à une température de 70° et à le *refroidir* rapidement, opération analogue à celle qu'a établie M. Pasteur pour la conservation des vins et de la bière.

On la réalise, dans l'industrie, au moyen d'appareils variés. Le système de Fjord, généralement adopté à Paris, comprend deux réservoirs concentriques, l'intérieur pour le lait, l'extérieur pour la vapeur d'eau ;

un agitateur met continuellement en contact avec la paroi le lait qui s'échauffe rapidement et passe ensuite dans un refroidisseur à eau courante. En Allemagne, l'élévation de la température s'obtient au moyen d'une *plaque* métallique *ondulée*, chauffée extérieurement.

Dans tous les procédés, le lait subit plusieurs opérations successives identiques.

Le liquide ainsi *pasteurisé* se conserve plusieurs jours ; il est même susceptible d'un transport à longue distance, à condition qu'il soit renfermé dans des récipients parfaitement stérilisés par un courant de vapeur d'eau.

Par ces alternatives d'échauffement et de réfrigération rapides, le lait ne conserve de ses ferments que ceux qui le coagulent, comme la présure, tandis que les ferments lactiques et les microcoques acidogènes par leur action sur le sucre disparaissent complètement (Duclaux).

Les résultats dans l'allaitement artificiel sont très encourageants, puisque l'ingestion de ce lait n'amène pas plus de coliques et de troubles intestinaux que de diarrhée verte.

Quant aux effets de la pasteurisation sur les bactéries pathogènes, on sait que nombre de ces microbes ne résistent pas à des températures voisines de celles qu'on obtient dans les appareils précités, à condition que l'action de la chaleur soit suffisamment prolongée : 68° pendant une demi-heure assurent la destruction des bacilles de Koch ; 70 à 75°, celle du bacille d'Eberth ; 55 à 60°, celle du pneumocoque.

LAIT STÉRILISÉ

La *stérilisation* s'est à peu près substituée à la pasteurisation en raison des garanties qu'elle procure et de la possibilité de l'obtenir aussi bien dans les familles que dans l'industrie, et pour des quantités de lait susceptibles d'être absorbées en une seule fois. Ses avantages sont tels que son usage sera universellement répandu, quand on aura vulgarisé les moyens pratiques et faciles à mettre en œuvre pour en assurer la bonne préparation.

Il s'adapte, en effet, merveilleusement à l'allaitement artificiel toutes les fois qu'on est obligé d'y recourir. Enfin, par ses qualités digestives et son identité à peu près complète avec le lait naturel, il mérite de prendre une place définitive dans l'alimentation thérapeutique.

Préparation.

Procédés industriels. — La *stérilisation en grand* s'obtient au moyen de la vapeur d'eau sous pression, qui détermine une élévation de température de 110° et plus, sans que le lait subisse d'ébullition ou même d'évaporation, quoiqu'il atteigne lui-même les chiffres de 100 à 102° dans les appareils de Soxhlet et de Hignette et Timpe et dans ceux qu'on a construits d'après leur type. Leur description détaillée sortirait du cadre de ce travail.

Procédés simplifiés, employés dans les familles. — La marche généralement suivie dans les procédés simplifiés consiste à plonger de petits récipients d'une contenance de 100 à 200 grammes, à moitié remplis de lait, dans un bain-marie fermé où l'eau est portée à l'ébullition pendant 40 minutes, son niveau ne devant pas dépasser le milieu des bouteilles, qui baignent ainsi dans l'eau bouillante et dans la vapeur.

Les flacons sont munis d'un bouchon d'ouate stérilisée ou d'un obturateur en caoutchouc pour empêcher l'entrée des germes atmosphériques, que la condensation produite par le refroidissement du lait entraînerait sans cette précaution.

Pour une conservation prolongée, il est indispensable d'obtenir une fermeture à la fois hermétique et solide. On peut se servir de flacons rodés et d'un capuchon en caoutchouc à bague assez épaisse, analogue aux capsules des bouteilles; ce dernier moyen d'obturation, imaginé par Budin, s'adapte avec avantage aux récipients non rodés et suffit pour préserver la provision de la journée. Mais, pour celle-ci, l'ouate aseptique ou même un bouchon de liège préalablement traité par l'eau bouillante sont généralement suffisants.

La grande supériorité de la stérilisation consiste

surtout dans la possibilité de la mettre en pratique avec un outillage très simplifié, et par conséquent d'être facile à réaliser dans les familles. Chaque bouteille est susceptible de recevoir une tétine et peut être consommée en une seule fois par l'enfant, quand il s'agit d'une contenance en lait de 60 à 100 grammes environ. Pour la stérilisation de quantités plus considérables, on l'obtiendrait aisément dans les mêmes milieux, au moyen de flacons que l'on remplirait à moitié de lait et que l'on soumettrait pendant une heure environ à l'action de l'eau bouillante.

Les inconvénients de ce procédé consistent surtout dans les opérations successives qu'il impose et dans l'absence de tout contrôle sur la manière dont elles sont appliquées par les femmes chargées de l'allaitement artificiel.

La Société protectrice de l'enfance de Bordeaux fait préparer en grand un lait stérilisé à la vapeur d'eau sous pression, qu'on livre au public dans des demi-bouteilles fermant à peu près comme les bouteilles de bière.

Pendant les grandes chaleurs, le lait est tout d'abord soumis à la pasteurisation.

On introduit les bouteilles pleines et *bouchées* dans l'appareil, puis, après un échauffement suffisant, elles sont soumises à un refroidissement brusque.

Il est nécessaire, une fois entamées, de les laisser débouchées, comme l'a du reste conseillé dernièrement

M. Comby, l'obturation facilitant l'ensemencement des microbes d'origine atmosphérique.

Plusieurs chimistes analysent fréquemment ce lait et s'assurent qu'il présente toutes les qualités requises pour l'alimentation.

Le lait stérilisé aux environs de 100° offre la couleur et la saveur du lait ordinaire ; aussi doit-on rejeter celui dont le goût est plus ou moins altéré. Avec des températures plus élevées, il offre une coloration café au lait et produit une impression gustative parfois désagréable. Le premier est préférable dans la pratique, quoiqu'il renferme encore les spores de *thryrotrix* et des bacilles *subtilis* et *mesentericus*.

D'après M. Chavanne, son *caillot* se rapprocherait beaucoup de celui du *lait de femme* et serait bien plus fin que celui du lait bouilli, tandis que celui du lait cru se prend en masse ; au microscope, les granulations de caséine sont plus *fines* avec le lait stérilisé qu'avec le lait cru ou bouilli, d'où sa digestibilité plus marquée chez l'enfant et son grand avantage dans le traitement des affections de l'estomac.

Ce sont ces qualités qui, en plus de son *asepsie* à peu près complète, le rendent si précieux pour l'allaitement artificiel et pour remplacer le lait bouilli dans tous les troubles digestifs des nourrissons.

Sevestre, Comby, l'ont vu réussir habituellement dans le traitement des *diarrhées infantiles*, contre lesquelles il exercerait même une action prophylactique. Il doit donc constituer le régime lacté des enfants du premier âge qu'on ne peut nourrir au sein ; aussi lui applique-t-on, au point de vue du coupage, qui doit toujours se faire avant la stérilisation, les mêmes règles que pour le lait ordinaire. M. Budin l'emploie systématiquement chez *tous les nouveau-nés*, pendant les trois premiers jours, pour compléter ou remplacer l'allaitement maternel ; on le supprime ensuite si la mère est capable d'allaiter ; sinon, on en continue l'usage sans qu'il occasionne de troubles intestinaux, tandis qu'il permet à l'enfant d'atteindre un développement normal. Ses qualités digestives ont paru s'adapter parfaitement à l'alimentation des enfants *nés prématu-rément* (Chavane). Il permet enfin d'éviter la plupart des accidents que l'emploi d'un mauvais lait provoque si souvent à l'époque du *sevrage*. La seule précaution essentielle à prendre serait d'éviter à tout prix de se servir du lait d'une bouteille entamée antérieurement, sous peine de voir apparaître chez le nouveau-né des phénomènes très inquiétants.

Ces considérations s'appliquent également aux autres époques de la vie, si l'on a soin de donner un lait de date récente ; par son goût à peu près identique à celui du lait cru, il est souvent bien mieux accepté que le lait bouilli et se digère plus facilement, sans doute en raison des modifications et de la grande division de sa caséine.

Ses qualités de *conservation* sont peut-être plus discutables; on lui reproche de cultiver assez rapidement, même après la stérilisation à 120°. Néanmoins, il rendrait d'inappréciables services dans les pays chauds, surtout si l'on arrive à rendre plus pratique le procédé de Hesse, qui consiste à soumettre le lait pendant huit heures à un courant de vapeur d'eau, car on s'opposerait ainsi à toute fermentation pendant plusieurs mois.

Pour les transports et les voyages, il est indispensable que les bouteilles ne laissent point rentrer l'air extérieur; un certain nombre de procédés de fermeture sont actuellement appliqués dans ce but (Soxhlet, Gentile, etc.). La dépression du disque de caoutchouc et l'épreuve du marteau d'eau permettront de s'assurer que le vide est toujours maintenu.

LAIT CONDENSÉ OU CONCENTRÉ

En soumettant le lait à l'action d'une température de 52° dans le vide et sous une pression de 10 centimètres de mercure, on obtient un produit semi-fluide dont les éléments essentiels ne subissent aucune altération et qui se réduit considérablement par la perte d'une bonne partie de son eau. On l'additionne de 75 grammes de sucre par litre. Et, pour l'utiliser dans l'alimentation, il suffit de lui restituer l'eau dont on l'a privé en le délayant dans ce liquide.

4

Ce mode de préparation, qui nous est venu d'Amérique, permet d'obtenir une substance nutritive dont les qualités, en tant que lait, ont été très discutées.

L'un de ses principaux avantages consiste dans sa facile conservation et dans la ressource qu'il constitue pour toutes les circonstances où l'on se trouve dans l'impossibilité de recourir à un lait naturel. Mais il est bien probable que cette raison prédominante de son emploi disparaitra par les progrès réalisés dans la préparation des laits stérilisés.

Il a donné de bons résultats dans le traitement des maladies exotiques ; ceux qu'on lui attribue dans l'allaitement paraissent assez variables. Laurent, dont les travaux jouissent d'une légitime autorité, reconnaît qu'il donne aux enfants une apparence de santé et une résistance factices, probablement à cause de l'excès de sucre qu'il contient ; mais, au bout d'un mois à six semaines, surviennent des troubles digestifs, de l'amaigrissement, de la perte des forces, signalés du reste par d'autres observateurs.

Le docteur Flamain, de Chalon-sur-Saône, professe une opinion différente et considère le lait concentré comme un bon spécifique des diarrhées estivales. Il en conseille la dilution au douzième. M. Tarnier la proportionne à l'âge de l'enfant : 16 d'eau pour une cuillerée le premier mois, 12 dans le troisième, en diminuant graduellement pendant les mois suivants.

Je ne m'étendrai pas davantage sur ce sujet, car la

facile conservation des laits stérilisés en permettra, pour l'avenir, l'utilisation dans les voyages, aussi bien pour les malades que pour les nourrissons. Il n'y aurait donc lieu d'y recourir qu'en cas de manque absolu de lait ordinaire, ou si quelque altération venait à rendre inutilisable une provision de lait stérilisé.

En tout cas, malgré les succès constatés en Angleterre, je crois qu'il est un côté de la question dont on n'a pas tenu suffisamment compte : c'est celui de l'insuffisance de la température employée dans la préparation du lait condensé pour annihiler les microbes pathogènes susceptibles de s'y rencontrer. C'est là un argument capital contre son usage habituel, et tout en faveur des laits ordinaires pasteurisés, stérilisés ou tout simplement bouillis. Aussi ne peut-on le considérer que comme une ressource exceptionnelle quand le régime lacté s'impose et qu'il permet seul de le réaliser.

MODES D'ADMINISTRATION DU RÉGIME LACTÉ

Le régime lacté *exclusif* ou pur ne comprend que l'usage du lait, à l'exclusion de tout autre aliment. Nous savons que, pour correspondre à la ration d'entretien, sa quantité par vingt-quatre heures doit être de 3 litres et demi à 4 litres, et qu'elle devrait la dépasser de beaucoup pour arriver aux proportions des hydrocarbures qu'elle comporte.

Le mode d'emploi, le fractionnement des *doses*, varient suivant les états morbides, où nous les exposerons dans tous leurs détails, ainsi que la durée du traitement et son remplacement par le régime ordinaire, en passant par le régime mitigé et le régime mixte.

La majorité des cliniciens recommande le lait non bouilli comme plus facile à digérer; mais on trouve sous ce rapport bien des variétés individuelles, et j'ai observé plus fréquemment des phénomènes d'intolérance avec le premier. En tout cas, les avantages du second, au point de vue microbien, sont tellement incontestables, comparativement à ses inconvénients, qu'il serait imprudent de ne pas insister sur l'ébullition préalable à lui faire subir, quand on ignore la provenance du lait et celle de l'eau qui s'y trouve si souvent mélangée. Et, si les malades ne peuvent supporter que le lait pur, on ne saurait trop insister pour s'enquérir des conditions dans lesquelles il est recueilli, et l'on pourra toujours le remp'acer, en toute sécurité, par un lait stérilisé, lequel possède les propriétés physiques du lait cru, tout en étant d'ordinaire plus facile à digérer.

On rencontre des malades qui ne supportent que le lait de traite encore chaud. Pendant les grandes chaleurs, on a tout avantage à donner un lait qu'on a soumis à l'une des opérations précitées, sous peine de voir apparaître quelques troubles digestifs, principalement lorsqu'il existe déjà des phénomènes morbides du côté du tube gastro-intestinal.

On le prescrit tiède ou froid suivant les susceptibilités individuelles ; toutefois, le second conviendra plus particulièrement dans les états nauséeux, et l'on voit souvent des vomissements pénibles céder à l'ingestion de petites quantités de lait glacé.

Chez d'autres sujets, c'est au lait écrémé qu'on aura recours, en séparant la matière grasse par le centrifuge ou en enlevant celle qui surnage par le repos ; c'est surtout dans le cours de la fièvre typhoïde, dans les maladies gastro-intestinales de l'enfance, où les ganglions mésentériques altérés ne permettent pas l'absorption complète des graisses, qu'on en conseillera l'usage.

Par son uniformité, ce régime exclusif entraîne rapidement le dégoût, surtout chez les personnes qui ne sont pas bien convaincues de l'absolue nécessité de suspendre toute autre alimentation. Le médecin doit alors soutenir une véritable lutte pour démontrer que le lait seul peut amener la guérison et que, par les quantités prescrites, il est susceptible de répondre aux besoins alimentaires d'un organisme plus ou moins débilité. Il faut seulement savoir s'arrêter à temps et ne pas demander à ce traitement plus qu'il n'est capable de donner.

On passe ordinairement du régime exclusif au régime mitigé, qui comprend, en plus du lait pur, des potages au lait avec le pain, le tapioca, le vermicelle, etc., les crèmes, le fromage frais, et l'on arrive ensuite à prescrire les œufs, les biscuits, une petite quantité de pain.

Le régime mixte est constitué par l'usage simultané du lait et d'une alimentation ordinaire.

INCONVÉNIENTS DU RÉGIME LACTÉ

Le régime lacté, parfaitement supporté par quelques malades pendant plus d'une année, détermine assez souvent des phénomènes d'intolérance et des inconvénients qu'il faut savoir atténuer, pour le rendre à la fois moins désagréable et véritablement utile.

Bien des personnes, incapables de surmonter leur répugnance pour le lait pur, l'acceptent plus facilement quand on l'additionne d'une légère quantité d'un liquide alcoolique, tel que rhum, kirsch, cognac, anisette, d'eau de menthe, de teinture de badiane, d'une cuillerée de café, ou plus simplement d'un peu d'eau de Seltz ou d'une eau alcaline gazeuse.

D'autres ne pourraient en continuer l'usage sans lui ajouter du sucre, ou bien du sucre et un peu de sel ; il serait, en tout cas, préférable, si l'on veut éviter d'imposer au foie un travail supplémentaire, dans la cirrhose par exemple, de s'abstenir de toute substance sucrée.

Le lait vient-il à provoquer des aigreurs et des fermentations avec hypochlorhydrie, on lui associe un peu d'eau de Vals ou de Vichy (les sources froides non altérables par le transport, telles que : Hauterive. Saint-Yorre, Célestins), ou bien une cuillerée à café d'eau de chaux dans chaque tasse ; le bicarbonate de soude, en cachets de 20 centigrammes à 1 gramme, donne également de bons résultats ; il en est de même de la pepsine et de la pancréatine (20 centigrammes), qu'on associe au benzo-naphtol sous la même forme, pour s'opposer aux fermentations.

L'hyperacidité que ce régime amène à la longue se trouve efficacement combattue, suivant Huchard, par l'acide chlorhydrique, agissant à la fois comme antiseptique et comme eupeptique ; on donne alors quatre à six fois par jour, une ou deux grandes cuillerées d'une solution au 1/300, qui ne réussit pas moins dans les cas d'hypochlorhydrie, si fréquents, d'après le même auteur, dans les cardiopathies artérielles.

La constipation s'observe fréquemment et peut aller jusqu'à l'obstruction intestinale, comme l'a signalé Pécholier ; Debove l'a vue déterminer une fissure anale. On lui opposera les purgatifs doux, ou des laxatifs, tels que la magnésie (une cuillerée à café le matin), la rhubarbe, la cascara, la fleur de soufre mélangée à la magnésie (50 centigrammes dans un cachet).

Il est bien plus rare de voir survenir la diarrhée

sous la seule influence de ce régime ; elle apparaît quelquefois chez les personnes qui ingèrent rapidement de grandes quantités de lait, dont le caillot provoque alors une véritable indigestion. La tolérance peut s'établir en espaçant et en diminuant les doses prescrites, sinon l'on a recours aux préparations de bismuth (salicylate, sous-nitrate), dont on donne un cachet de 50 centigrammes avec chaque tasse de ce liquide, associées à des antiseptiques intestinaux : salol, benzo-naphtol, etc. Si ces moyens deviennent inefficaces, la diarrhée ne cède parfois qu'à l'emploi du lait stérilisé (Huchard).

Il arrive assez souvent chez des malades atteints de cancer du foie et de l'estomac, que le lait n'est pas plutôt ingéré qu'il donne lieu à une pesanteur épigastrique, à un malaise auquel succèdent des évacuations plus ou moins douloureuses, à moins qu'il ne soit rejeté par le vomissement.

Il faut alors conseiller l'alimentation lactée par doses minimes et répétées, et donner concurremment un peu d'eau chloroformée, pour arriver à faire tolérer ce régime, qui, chez certains de ces malades, est le seul qu'ils acceptent et qui permette de ralentir la marche vers la cachexie.

Nous aurons l'occasion de revenir sur les contre-indications de ce régime exclusif dans plusieurs maladies, et en particulier dans les dilatations de l'estomac, dans certaines variétés de sténose du pylore, où l'on peut voir survenir des accidents nerveux, du vertige, des nausées au bout de quelques heures après l'ingestion du lait, dont la continuation entraîne, avec une dénutrition graduelle, un ensemble de symptômes qui conduisent aussi bien à l'hypocondrie qu'à la neurasthénie et qui ont pu jeter autrefois le discrédit sur une médication à laquelle on imputait jusqu'à des accidents toxiques, ainsi qu'Hoffman nous en a conservé la description.

Enfin, je ne saurais quitter ce chapitre très résumé des inconvénients du régime lacté sans rappeler ce que j'ai dit des propriétés *nutritives* qu'on lui attribue et qui ne s'appliquent qu'à la catégorie des malades qui ne *fatiguent pas* et qui doivent ou peuvent rester au repos. En effet, dans un certain nombre de circonstances pathologiques, le régime lacté, comme chez quelques cardiaques asystoliques et chez bon nombre de brightiques, est absolument *insuffisant* pour répondre au taux des substances azotées réclamées par l'organisme, et dans bien des cas, s'il est trop prolongé, il amène un amaigrissement rapide et aboutit insensiblement à la dénutrition et à l'anémie, malgré l'ingestion de 3 litres et demi à 4 litres de lait dans les vingt-quatre heures. Il faut alors, si l'on se trouve en présence d'une indication impérieuse interdisant à des malades non alités toute autre substance alimentaire, lui associer les préparations de kola et de coca, ou les ferrugineux, suivant les cas, et interdire l'exercice musculaire pendant la cure, comme nous le verrons, entre autres, au sujet du traitement de la chlorose.

La question des accidents qu'occasionne un *mauvais lait* chez les enfants en *nourrice* ne saurait être examinée en détail au sujet du régime lacté considéré comme médication. Je rappellerai seulement que le *gavage* chez les prématurés peut amener un véritable *œdème*, si les quantités de lait ingérées dépassent la moyenne de 10 grammes toutes les heures au début, et de 20 à 30 grammes toutes les deux heures à une période plus avancée. On trouvera dans les travaux sur l'allaitement l'ensemble des circonstances qui forcent parfois à changer de nourrice, que le lait soit trop riche ou, au contraire, insuffisant en principes nutritifs. Nous avons montré, dans le chapitre des altérations microbiennes subies par ce liquide, comment l'ébullition et la stérilisation sont capables d'empêcher l'apparition des accidents gastro-intestinaux qu'engendre si souvent un lait contaminé quand on nourrit les enfants au biberon. La majeure partie des affections des nourrissons prend, en effet, le plus souvent naissance à l'occasion d'une alimentation lactée défectueuse : c'est l'indigestion d'abord, puis l'entérite habituelle qui se déclarent, bientôt suivies de la diarrhée verte et des accidents toxiques, surtout à l'époque des grandes chaleurs.

Le lait de vache, donné pur, *sans* aucun *coupage*, en est la cause la plus ordinaire, d'autant plus qu'on le laisse séjourner dans des récipients, dans des biberons dont le nettoyage est considéré comme un luxe inutile.

Or, comme le lait constitue le régime presque toujours indispensable à la guérison de tous ces troubles digestifs, il faut savoir en éviter les inconvénients et même les dangers, en prescrivant des *doses* convenables, en fixant le *taux* des *coupages* suivant l'âge, en réglant l'alimentation de telle façon que la digestion s'opère complètement, sans surcharge de l'estomac. Sinon, les symptômes gastro-entériques se perpétuent, on accuse le lait de les entretenir, et c'est alors qu'interviennent les *aliments* de toute espèce, dont l'influence pernicieuse n'est plus à démontrer et qui sont l'origine d'altérations profondes dans les viscères abdominaux, quand les petits nourrissons ont la chance trop rare d'échapper à la mort.

Enfin, il existe des cas où le lait rencontre une contre-indication formelle et où sa continuation produit une aggravation des phénomènes morbides, comme cela a lieu souvent dans le choléra infantile, où le repos le plus complet de l'estomac peut être le seul moyen d'enrayer son intolérance pour toute substance alimentaire.

Telles sont, à grands traits, la plupart des considérations qui permettent de faire ressortir les inconvénients d'un régime lacté défectueux et les troubles qu'il est susceptible de provoquer chez des organismes en souffrance. Nous aurons à examiner par la suite dans quelle mesure le médecin peut s'opposer à leur développement, pour tous les cas pathologiques susceptibles de leur donner naissance.

MALADIES OU L'ON EMPLOIE LE RÉGIME LACTÉ

Je diviserai l'étude des applications cliniques du lait en deux grandes classes, suivant qu'on l'utilise principalement pour ses qualités *digestives* et *nutritives*, ou bien pour ses propriétés *diurétiques* et *éliminatrices*.

Ce sont là des divisions artificielles, destinées à faciliter l'exposé des circonstances nombreuses dans lesquelles s'emploie le régime lacté.

Au point de vue thérapeutique, on ne saurait séparer les effets du lait comme agent de nutrition de ceux qu'il exerce sur la diurèse, sur l'élaboration des matières toxiques dans le tube digestif et sur leurs transformations dans le foie. Aussi, la description que j'ai adoptée n'a-t-elle d'autre prétention que de permettre de passer en revue, groupés dans ces deux sections, les faits les plus intéressants qui concernent cette médication et pour la plupart desquels l'emploi du lait répond à des indications multiples que j'aurai soin de rechercher à l'occasion de la description de chacun d'entre eux.

MALADIES OU L'ON EMPLOIE LE RÉGIME LACTÉ, SURTOUT EN RAISON DE SES QUALITÉS DIGESTIVES ET NUTRITIVES.

Nombreuses sont les circonstances qui nécessitent l'emploi d'un régime qui permette à la fois de répondre aux besoins de la nutrition et de favoriser le travail de la digestion, tout en ménageant l'activité fonctionnelle de l'estomac et de l'intestin. Nous examinerons tout d'abord celles qui se rapportent aux *maladies des voies digestives*.

RÉTRÉCISSEMENT DE L'ŒSOPHAGE

Dans le cadre des *maladies du tube digestif*, nous trouvons, en premier lieu, le *rétrécissement de l'œsophage*, dans le cours duquel le lait constitue souvent le seul aliment capable d'être administré d'une façon continue, par petites fractions, sans provoquer la moindre irritation. C'est ainsi que Debove cite le cas d'un malade atteint d'un rétrécissement cancéreux de ce conduit qui jouissait d'une santé florissante grâce à l'emploi du régime lacté exclusif, prescrit par Péhier;

cet homme mourut subitement d'une hémorragie par ulcération de gros vaisseaux, consécutive à l'extension de son épithélioma.

MALADIES DE L'ESTOMAC

Parmi les maladies de l'estomac dans lesquelles la cure lactée offre le plus de chance de résultats, nous comptons les catarrhes aigus, certaines gastrites, l'ulcère rond et le cancer ; on le prescrit également avec succès dans plusieurs variétés de dyspepsie, où nous l'étudierons tout d'abord.

Dyspepsies.

Je serai bref sur le régime lacté dans les *dyspepsies*. Il semble, en effet, que leur traitement tende à se résumer de plus en plus dans celui des altérations du chimisme stomacal ; or, chez les malades qui présentent les symptômes de l'*hyperchlorhydrie*, ou chez lesquels on a constaté l'excès d'acidité à la suite du repas d'épreuve, le lait se trouve nettement indiqué, tandis qu'on devrait le proscrire habituellement dans les états multiples où l'on constate de l'*hypochlorhydrie*, à moins qu'il ne réponde à l'indication urgente d'assurer à tout prix l'alimentation des malades.

Sous cette réserve, la clinique nous démontre journellement la vérité de l'opinion exprimée par Debove, que la plupart des dyspepsies sont améliorées, sinon guéries, par le régime lacté, et que le médecin ne devra pas renoncer à ce puissant mode de traitement sur la simple affirmation du malade qu'il ne digère pas le lait.

Si l'on peut dire, avec Gubler, qu'il est plutôt nuisible dans les *dyspepsies torpides* et surtout quand les malades présentent une grande sensibilité intestinale, on ne saurait trop en conseiller l'usage aux *neurasthéniques*, aux *hystériques*, aux *chlorotiques*, chez lesquels la dyspepsie s'accompagne d'hyperchlorhydrie (Hayem). Celle qui survient si souvent chez les *urinaires* s'améliore ordinairement d'une manière inespérée après l'administration exclusive du lait (Guyon). Il en est de même chez certains *cardiaques* qui voient leurs malaises dyspeptiques s'amender d'une façon très notable à la suite de la diète lactée; nous aurons l'occasion d'y revenir au sujet des maladies du cœur.

Du reste, nombre de ces états de souffrance et de perturbation des fonctions stomacales sont en relation avec les *auto-intoxications*, et l'on ne saurait trop insister sur la sollicitude avec laquelle il faut écarter leurs dangers en combattant par le lait et les antiseptiques intestinaux, non seulement leurs manifestations, mais les troubles fonctionnels et les altérations du *rein* et du *foie*, qui peuvent leur donner naissance en créant l'insuffisance *hépatique* et *rénale*.

Catarrhe aigu de l'estomac.

Dans le *catarrhe aigu de l'estomac*, après l'administration d'un éméto-cathartique, il est souvent utile de prescrire le régime lacté pendant plusieurs jours, aussi bien pour répondre aux besoins de la nutrition, tout en évitant d'imposer à l'organe un travail exagéré, que pour restreindre la quantité des toxines d'origine alimentaire qui se forment dans le tube digestif ; le lait a, de plus, le grand avantage de contribuer à rétablir assez rapidement le fonctionnement du foie, si souvent intéressé, dans toutes les intoxications d'origine gastro-intestinale, dont l'*embarras gastrique* n'est, dans bien des cas, que l'expression symptomatique la plus légère. Enfin, grâce à l'action diurétique de ce régime, on assure l'élimination des produits toxiques qui tendent à s'accumuler dans la circulation, par le double fait de la combinaison de la torpeur hépatique et d'un certain degré d'imperméabilité rénale, que j'ai constatés dans la plupart des cas de catarrhe aigu de l'estomac. L'augmentation de la toxicité des urines, l'urobilinurie plus ou moins prononcée ainsi que la glycosurie alimentaire qu'on observe en pareils cas suffisent pour démontrer la participation des cellules hépatiques dont ces modifications révèlent un état de souffrance transitoire duquel les preuves directes ont été récemment fournies par mon collègue le docteur Cassaët. Et c'est pour toutes ces raisons que le lait se trouve indiqué et donne des succès incontestables dans le cours des processus aigus qui semblent porter leur action prédominante sur l'estomac et sur le foie. Le lait sera prescrit d'abord en petites quantités espacées de deux en deux heures ; les malades l'acceptent plus facilement à l'état frais. Toutefois, pendant les grandes chaleurs, il cause assez fréquemment des aigreurs et fermente rapidement dans la cavité stomacale ; ces phénomènes se dissipent par l'emploi du lait stérilisé, qui trouve ici l'une de ses meilleures applications, probablement en raison de la remarquable divisibilité de sa caséine, dont la fragmentation facile restreint à son minimum le travail mécanique de l'estomac, tout en accélérant la peptonisation qu'elle doit subir avant d'être assimilée.

Après quelques jours de régime lacté absolu, on essaiera le régime mixte, pour ne reprendre l'alimentation commune qu'après la disparition complète de tous les phénomènes morbides.

Gastrites toxiques.

Le lait peut entrer dans le régime des malades atteints de *gastrites aiguës* ou *chroniques* accompagnées d'*hyperpepsie*, mais il n'en constitue pas un traitement exclusif. Dans la plupart des gastrites *toxiques*, au contraire, surtout lorsque l'intolérance de l'estomac ne permet de conserver aucun autre aliment, c'est le seul qui puisse être supporté, à condition de le donner par petites quantités et en se guidant sur la susceptibilité de l'organe, pour élever progressivement les doses avant d'arriver au régime ordinaire (Debove).

Il n'est pas rare de voir survenir à ce moment un retour des phénomènes d'intolérance gastrique ; la reprise du régime lacté exclusif dissipera tous les accidents.

Gastrites chroniques.

Dans les *gastrites chroniques*, la médication par le lait rend d'immenses services ; suivant l'expression de Dujardin-Beaumetz, il *modère l'hyperacidité, repose* l'estomac enflammé en même temps qu'il assure la *nutrition*. On le prescrit avec le régime végétarien à la première période, et, dans une phase plus avancée, on l'ordonne pendant huit jours avec des alcalins et l'on revient graduellement aux autres aliments dès que se révèle un amendement notable de l'irritation stomacale. Chez les *alcooliques*, pour obvier à la brusque suppression de leur excitant habituel, il sera souvent préférable de commencer le traitement par l'administration des laits *fermentés*, koumys, képhyr, galazyme, qui contiennent eux-mêmes une certaine quantité d'alcool.

Ulcère simple.

C'est à Cruveilhier que revient l'honneur d'avoir fait connaître l'anatomie pathologique et les symptômes de l'*ulcère simple* aussi bien que son traitement, devenu classique, par le *régime lacté*. Il conseille le régime exclusif pendant des semaines et des mois, et croit nécessaire de ne revenir au régime ordinaire que progressivement (Debove). D'après M. G. Sée, le lait constitue le traitement de choix, car il n'est *pas agressif* pour l'ulcère, n'entraine *pas de travail* digestif, *dilue* les acides du suc gastrique et remplace les aliments.

Cette cure doit être très rigoureuse et l'on ne saurait trop insister auprès des malades sur tous les détails qu'elle comporte. En général, on fera prendre le lait quatre fois par jour, aux doses de 60 à 200 grammes, et l'on réduira les quantités suivant l'exagération de la susceptibilité stomacale.

Le lait naturel qu'on vient de traire est toujours préférable ; Karell conseillait de l'écrémer. Quand on ne peut s'assurer de sa bonne qualité, il est indispensable de recourir à un liquide *stérilisé*.

M. Debove emploie toujours concurremment les *alcalins* à haute dose pour annihiler l'acidité gastrique et recourir à la digestion intestinale seule.

Une grande circonspection doit présider à la reprise

de l'alimentation ordinaire, à laquelle on arrivera en donnant d'abord les poudres alimentaires, en prescrivant ensuite, toujours dans le but de diminuer le travail de l'estomac, le régime végétarien tel que l'a formulé M. Dujardin-Beaumetz : potages au lait, bouillies au gruau de blé, riz, orge, maïs, avoine, puis racahout, farines lactées, jaunes d'œuf dans le lait, crèmes cuites, auxquels on ajoutera plus tard des légumes ou des fruits.

Dilatation de l'estomac.

Si l'on n'envisage que l'existence isolée de la *dilatation de l'estomac*, on peut dire que le lait est contre-indiqué, comme tous les liquides, dans cette maladie ; le *régime sec* et l'*antisepsie gastro-intestinale* sont la base du traitement, auquel il sera souvent utile d'adjoindre le *lavage*.

Cependant, on se priverait d'une précieuse ressource en rejetant d'une manière absolue le régime lacté de la diététique de tous les dilatés. Il arrive, en effet, fréquemment que derrière la dilatation se dissimule un état pathologique de la muqueuse de l'estomac, ou que les modifications de l'acidité du suc gastrique prennent le pas sur l'ectasie de l'organe. On observe alors que le traitement classique ou bien n'est pas supporté, ou même n'amène aucune amélioration. Dans plusieurs cas analogues, j'ai soulagé considérablement mes malades en leur prescrivant l'usage du lait ordinaire ou du lait stérilisé et celui des préparations antiseptiques (naphtol, benzo-naphtol, eau chloroformée). En modifiant ces altérations mal définies de la *muqueuse* et du *chimisme stomacal*, le régime lacté rend de signalés services à la catégorie des nombreux sujets chez lesquels l'*ectasie* n'est pas encore très développée et dont les fibres musculaires gastriques se sont laissé forcer par suite de troubles fonctionnels dont l'origine remonte soit à certains états pathologiques du système nerveux, tels que la neurasthénie, soit à des stases vasculaires, soit à des lésions de la muqueuse qui restent latentes. Dans ces dilatations secondaires, parfois difficiles à diagnostiquer, le traitement de la *dyspepsie* et du *chimisme* stomacal prime celui de l'*ectasie*; et c'est à ce titre que le lait procure parfois des guérisons ou des améliorations qu'on a vainement demandées aux différentes variétés de régime sec. C'est peut-être là l'explication des succès obtenus par Pétrequin en 1836 et par Winternitz en 1870, qui ont tous deux vanté les bons effets de la cure lactée dans la dilatation de l'estomac.

Cancer gastrique.

Dans le *cancer gastrique*, il arrive parfois que le dégoût de tout autre aliment n'offre d'autre ressource que celle de recourir à la diète lactée. Et, bien que le lait présente l'inconvénient de subir facilement la *fermentation lacto-butyrique* (G. Sée), c'est à lui seul qu'on est forcé de s'adresser, principalement lorsqu'il existe une *sténose* des orifices, car il répond alors à l'indication essentielle de *soutenir les forces* et de ralentir le mouvement de dénutrition et l'acheminement rapide vers la période cachectique.

On se trouvera bien, s'il existe une *hypochlorhydrie* prononcée, de recourir en même temps à l'administration d'une petite dose de solution d'acide chlorhydrique et même de pepsine, qu'on fait absorber au moment de l'ingestion du lait.

Toutefois, lorsqu'un rétrécissement du pylore entraîne à la fois la dilatation avec épaississement des parois, l'accumulation du lait peut amener des troubles divers (plénitude, nausées, etc.); dans ces cas, on est parfois forcé de suspendre momentanément ce régime, puis de le reprendre en fractionnant par petites doses un lait peptonisé, qui, s'il est mal supporté, doit alors faire place au régime végétarien.

MALADIES INTESTINALES

Parmi les maladies de l'*intestin* pour lesquelles le régime lacté donne d'incontestables résultats, je signalerai plus particulièrement l'appendicite et la typhlite, les diarrhées chroniques, la dysenterie, la diarrhée de Cochinchine.

Appendicite et colique appendiculaire.

L'*appendicite*, à sa première période, caractérisée surtout par les douleurs violentes de la *colique appendiculaire*, siégeant dans la fosse iliaque droite, au-dessus du pli de l'aine et s'accompagnant d'irradiations douloureuses, de nausées, de vomissements, peut céder à un traitement médical bien dirigé et surtout institué de bonne heure. On évitera principalement les lavements, les purgatifs, en cherchant, au contraire, à *immobiliser* autant que possible l'intestin par l'administration de l'opium ; le *régime lacté* exclusif répond alors à l'indication d'éviter l'accumulation des résidus alimentaires dans le cœcum et de diminuer les chances d'auto-intoxication résultant de la formation des toxines, bien plus abondantes par tous les autres modes d'alimentation. Le lait sera donné par petites doses, de façon à réduire au minimum le travail de la digestion et à obtenir le repos à peu près complet du tube digestif.

Sous l'influence de ce régime, de l'antisepsie intestinale et d'un traitement local où les sangsues m'ont donné les meilleurs résultats, j'ai vu disparaître des inflammations de l'appendice iléo-cœcal, même compliquées de phénomènes très nets de pérityphlite.

Ce sont, du reste, ces moyens auxquels conseille de recourir M. Duplay, qui déclarait, dans une de ses dernières leçons, avoir constaté, chez une malade dont il rapportait l'histoire, que la diète lactée semblait avoir fait merveille (*Médecine moderne*, 8 juillet 1893).

Dans les cas où l'intervention chirurgicale s'impose, comme dans l'appendicite suppurée, ou dans celle qui se complique de péritonite par perforation, c'est encore le lait qui constituera l'unique alimentation des malades, chez lesquels il offre, comme précédemment, le grand avantage de maintenir et d'activer la sécrétion rénale.

Typhlite, périlyphlite.

Dans la *typhlite* simple ou compliquée d'*inflammation péri-cœcale*, nous retrouvons les mêmes indications, après toutefois qu'on s'est assuré préalablement qu'il n'existe pas une stagnation de matières fécales dans le cœcum, auquel cas on doit d'abord en provoquer la disparition. Il faudra toujours veiller à ce que le régime n'entraîne pas une constipation persistante, dont on aura généralement raison par l'emploi de légers laxatifs ou par l'addition au lait de quelques eaux alcalines.

Diarrhées.

D'une manière générale, le lait se trouve indiqué pour combattre les *flux intestinaux*, d'abord parce qu'il *constipe* en raison de la minime quantité de résidus auxquels il donne naissance, ensuite parce que sa facile digestibilité épargne à l'intestin toute cause *d'irritation*. Son action sur la *diurèse* et sur les fonctions du foie contribue à entraver les auto-intoxications, en écartant les dangers de l'insuffisance hépatique et urinaire. Il assure, enfin, une nutrition suffisante pour permettre d'attendre le moment où d'autres aliments pourront être assimilés. Il peut arriver cependant que le lait soit mal toléré de prime abord ; l'addition d'une certaine quantité de salicylate de bismuth permet généralement d'en continuer l'usage.

Dans les *diarrhées* rebelles, il amène des succès souvent inespérés ; je l'ai vu souvent chez les vieillards permettre une longue survie, quand se déclarent des flux incoercibles, dont la cause la plus fréquente est, sans contredit, la néphrite interstitielle. Et, quelles que soient les origines de ces diarrhées invétérées, il est rare qu'elles ne guérissent pas par ce régime exclusif, qui ne manque jamais de les améliorer (Gombault, Debove).

Dysenterie.

Le traitement lacté de la *dysenterie* n'a pas été
sans provoquer de vives controverses avant d'être
adopté par les médecins contemporains.

Zimmernau lui impute de nombreux méfaits, tels
que les douleurs articulaires, les convulsions, etc., et
l'opinion de l'illustre auteur du *Traité de la dysenterie*
ne devait être renversée qu'à la suite des observations
et des travaux des médecins de la marine et de
l'armée qui ont vulgarisé ce mode de traitement, l'un
des plus remarquables et des mieux justifiés par de
constants succès qu'il soit donné de préconiser.

D'après Debove, le lait doit être absorbé pur, jusqu'à l'apparition de selles solides. Parfois, les matières
sont rendues plus liquides au début de ce régime ; il
n'en faut pas moins le continuer sans interruption, en
s'efforçant de convaincre les malades que lui seul est
susceptible de les ramener à la santé.

Les observations très concluantes de M. Barret, con-
signées dans les *Archives navales* de 1873, démontrent
que les selles, liquides au début, deviennent rapidement pâteuses, puis moulées et enfin dures et normales, en même temps que s'accuse une *augmentation
de poids* très accentuée qui fait place à la diminution
qu'on signale concurremment avec l'expulsion des
matières liquides.

Diarrhée de Cochinchine.

Le même régime constitue également la base du traitement de la *diarrhée chronique de Cochinchine.*

M. Mestayer (thèse de Bordeaux, 1888) le considère comme le moyen thérapeutique le plus efficace à employer contre cette maladie, dans laquelle, outre les phénomènes diarrhéiques, se révèlent de nombreux accidents d'origine infectieuse. Il le préconise aux doses de 2 litres à 2 litres et demi, qu'il vaut mieux ne point dépasser, afin d'éviter toute surcharge de l'estomac ; on en distribuera les prises en six fois par vingt-quatre heures, en engageant les malades à l'ingurgiter lentement et par petites gorgées. L'une des remarques les plus intéressantes du travail de M. Mestayer est cette constatation que la quantité d'*urine* émise est presque toujours en rapport avec l'*efficacité* du traitement. Si le lait provoque une diurèse abondante, le pronostic sera favorable. Il semble donc probable qu'aux divers modes d'action de ce régime admis par les auteurs on doit ajouter pour une large part l'influence qu'il exerce sur le *filtre rénal* et sur la facile élimination des toxines qu'il provoque ; aussi me paraît-il peu rationnel d'ajouter à ce traitement les préparations d'opium qu'on lui associe ordinairement et qui ne peuvent agir sur la sécrétion urinaire qu'en sens contraire du lait. Il semble préférable de chercher à réaliser l'antisepsie intestinale par le salol, le benzo-naphtol, l'eau chloroformée, etc.

On pourrait, dans les voyages ou les expéditions coloniales, remplacer le lait par le *lait concentré*. Ce régime lacté artificiel paraît avoir donné de bons résultats, plus spécialement sur certains transports, et en particulier sur la *Corrèze*, où plusieurs dysentériques ont été soit guéris, soit améliorés (Cazes, 1877). Le lait stérilisé paraît devoir amener, dans ces circonstances, des résultats encore plus décisifs.

MALADIES GASTRO-INTESTINALES DES NOURRISSONS

Tous les troubles *gastro-intestinaux* qui surviennent pendant l'*allaitement* trouvent dans les variations du régime subi par l'enfant le meilleur moyen thérapeutique capable d'en enrayer les progrès. C'est qu'en effet ce régime alimentaire est souvent l'objet d'erreurs, légères en apparence, dont l'influence peut être très sérieuse sur la santé des nourrissons. Mais toutes les considérations qui s'y rapportent trouveront leur place dans une étude sur l'allaitement, dont on ne saurait les en distraire dans un chapitre à part.

Cependant, il est un certain nombre de notions qui semblent rentrer dans le cadre que je me suis tracé. La première est que le lait constitue le *seul aliment* capable d'entretenir sans danger la nutrition de l'enfant ; aussi, dès que les troubles digestifs peuvent être attribués à tout autre mode d'alimentation, il faut reprendre le régime lacté, c'est-à-dire l'allaitement, en lui faisant subir les modifications en rapport avec l'état du tube gastro-intestinal.

Pour la *dyspepsie* des deux premiers mois, généralement due à l'emploi des féculents, des soupes, de la viande et même du vin, il faut imposer le retour *exclusif* au lait de la *nourrice* ou bien au lait *stérilisé*, tout en cherchant à réaliser une diète relative. Et, lorsqu'il s'agit d'altérations du lait, en dehors de l'allaitement au sein, c'est à la fois en prescrivant la *stérilisation* accompagnée d'une dilution rationnelle qu'on évitera les phénomènes morbides qu'on observe si souvent chez les enfants élevés au biberon.

Une cause fréquente de cette dyspepsie consiste souvent dans l'absorption par l'enfant d'une trop grande quantité de lait, et c'est alors qu'on reconnaît, à la suite d'indigestions répétées, un début de dilatation stomacale et des selles diarrhéiques. Le médecin doit donc, en pareil cas, instituer le régime lacté, en indiquant les quantités à donner à chaque tetée.

Quand l'enfant est nourri au biberon, l'origine du lait, ses altérations dans le récipient peuvent contribuer à occasionner l'apparition de la dyspepsie, de la diarrhée et des phénomènes d'infection dans bien des cas, surtout à l'époque des grandes chaleurs.

Dans la *dyspepsie aiguë*, deux ou trois jours de diète relative ou absolue sont presque toujours indispensables avant d'en arriver à reprendre l'alimentation soit par le sein, soit par le lait stérilisé. Il s'agit là d'un véritable *régime thérapeutique*, et cette diète relative, qu'on assure soit en raccourcissant les tetées, soit avec une légère quantité de lait bouilli ou stérilisé suffisamment coupé, permet souvent à elle seule d'arrêter les vomissements. C'est, du reste, un régime identique qui convient aux *dyspepsies chroniques*. Cette même diète relative s'applique également à la plupart des *diarrhées* des *nourrissons*, soit que l'excès de lait ne soit pas absorbé (lientérie), soit que le lait soit plus ou moins altéré ou que d'autres aliments aient été ingérés (diarrhée jaune).

Il faut, en pareil cas, éliminer tout autre aliment que le lait ; de plus, on doit fixer par des chiffres les quantités qui doivent constituer la diète relative. Celle-ci dépend à la fois du plus grand espacement des tetées, de leur raccourcissement ou de la diminution de la quantité de lait contenue dans le biberon. Le principe qui préside à ce rationnement consiste à prescrire, chez l'*enfant malade*, la dose de lait qui convient à l'*enfant* bien portant d'une série précédente : un enfant *malade* de *quatre* mois, par exemple, sera mis au régime du *troisième* mois de l'enfant *sain*, et, au lieu d'absorber 750 grammes par jour, en six tetées de 125 grammes (4ᵉ mois), il ne prendra que 700 grammes en 8 tetées de 90 grammes (3ᵉ mois).

MALADIES DANS LESQUELLES ON EMPLOIE LE RÉGIME LACTÉ SURTOUT POUR SON ACTION SUR LA DÉPURATION RÉNALE ET SUR L'ÉLIMINATION DES SUBSTANCES TOXIQUES.

Par ses propriétés diurétiques, qui ne déterminent aucune irritation des reins, le lait se trouve indiqué dans les hydropisies, dans l'albuminurie, dans la plupart des néphrites, dans tous les états morbides où l'on cherche à maintenir dans toute leur intégrité la dépuration hépatique et rénale. On doit se rappeler qu'il n'agit pas seulement alors en favorisant la diurèse, entraînant à la fois une grande quantité de liquide et de produits excrémentitiels, mais qu'il constitue encore un aliment complet, donnant peu de déchets, fournissant moins de toxines que toute autre substance alimentaire.

A ces avantages vient également s'ajouter l'absence d'excitation des centres nerveux et vasculaires en raison de l'absorption graduelle de doses fractionnées qui n'entraînent pas ces grandes alternatives de surcharge ou de déplétion du système circulatoire qu'on observe après les repas dans un régime ordinaire. Il en résulte une véritable régularisation de la tension vasculaire, une diminution de la congestion des glomérules, une sorte de détente pour tous les organes dont l'émonction se trouve plus ou moins viciée. Toutes ces modifications contribuent à relever l'énergie du muscle cardiaque, dont on cherche toujours à renforcer l'action pour rendre plus complète l'élimination de la sérosité aussi bien que celle des toxines qui s'accumulent dans le sang. Enfin, l'influence favorable qu'exerce le régime lacté sur le symptôme albuminurie, et dont on n'a pas trouvé, pour celle qui dérive d'une altération rénale, d'autre explication bien plausible que celle d'une élaboration spéciale résultant de la forme intime de l'albumine ingérée (Jaccoud), est encore une notion très importante à ajouter aux précédentes. Nous verrons qu'il faut souvent tenir compte des modifications imprimées par le lait au fonctionnement du foie pour expliquer la disparition de certaines albuminuries dont l'origine hépatique est aujourd'hui bien démontrée (Bouchard).

LE RÉGIME LACTÉ DANS LES HYDROPISIES

L'emploi du lait dans les *hydropisies*, bien connu des anciens, puisqu'on le trouve mentionné dans Hippocrate, fut continué dans les siècles suivants, sans faire l'objet d'aucune étude d'ensemble.

On avait remarqué ses bons effets dans l'anasarque, dans l'ascite, et l'on avait même su en faire un élément de pronostic quand, appliqué au traitement des hydropisies, son usage prolongé n'amenait pas la guérison.

« Nous le tenons enfin, disait Guy Patin en parlant de Mazarin ; il est hydropique, il boit du lait et ne guérit pas ! » Nous verrons, en effet, que le régime lacté devient impuissant à dissiper les œdèmes chez les asystoliques dont la fibre cardiaque ne peut plus répondre aux excitations médicamenteuses, chez les cirrhotiques à lésions très avancées, chez les brightiques à la phase ultime de leur affection. Mais c'étaient là des notions inconnues à cette époque, et, si quelques médecins prescrivaient le lait en pareil cas, cette médication était tombée dans un tel oubli que l'abbé Teissier communiquait à la Société royale de médecine, en 1775, une observation destinée à faire connaître l'action bienfaisante du lait qu'une malade hydropique avait adopté d'elle-même comme unique alimentation. Cet exemple était d'autant plus concluant qu'on y voyait d'abord les urines devenir claires et abondantes après l'absorption de la seconde soupe au lait, tandis qu'elles étaient rares et très chargées auparavant ; de plus, il suffisait de quelques jours de ce régime pour que l'enflure se dissipât complètement. Mais, chaque fois que cette personne reprenait ses habitudes antérieures, les urines diminuaient d'une manière très notable, et, craignant le retour de son hydropisie, de sa propre initiative, elle prit le parti d'accepter le régime lacté comme régime définitif et de ne vivre uniquement que de lait.

Cette démonstration si probante demeura sans écho

et ce fut Chrestien (de Montpellier) qui remit en honneur, en 1831, la diète lactée dans la cure de l'*ascite*, en vulgarisant ses heureux résultats par la relation de huit observations où la recherche des causes et le diagnostic sont complètement laissés dans l'ombre. En 1853, le même sujet fut abordé par Serres (d'Alais), qui donnait trois soupes au lait à ses malades en leur faisant manger chaque fois un oignon cru avec un peu de sel et de pain. Mais il faut arriver aux travaux plus rapprochés de nous, de Pécholier, Peter, Siredey, Karell et surtout de Jaccoud, pour trouver à cette cure lactée des indications bien précisées d'après les circonstances étiologiques variées qui président au développement des hydropisies.

Dans ces dernières années, on a pu rapporter avec plus de certitude un certain nombre d'entre elles à des altérations du *foie* et des *reins*, et je renvoie, pour ce qui les concerne, aux chapitres ayant pour objet la cure lactée dans les maladies de ces organes. Les indications auxquelles elle est susceptible de répondre dans les hydropisies *cardiaques* se trouveront également discutées quand nous exposerons le traitement par le lait des maladies du cœur. Je n'examinerai à cette place que les applications de ce régime à quelques hydropisies, dont le diagnostic étiologique reste encore incertain et qui n'en constituent pas moins par elles-mêmes un symptôme justiciable de cette médication.

Anasarque essentielle.

Dans l'*anasarque essentielle*, débutant à la suite
d'un refroidissement, avec un cortège de phénomènes
fébriles, sans trace d'albumine dans l'urine, le lait se
trouve d'autant mieux indiqué qu'on tend à rattacher
cet ensemble morbide à l'existence d'une néphrite
aiguë, sans albuminurie. M. Jaccoud en a rapporté un
bel exemple, dans lequel l'hydropisie disparut par le
régime lacté, mais où l'on vit apparaître de l'albumine
après la prescription d'un régime mixte. C'est peut-
être à cette catégorie qu'appartient l'anasarque primitive des jeunes sujets, survenant en dehors des fièvres
éruptives et en particulier de la scarlatine, et qui
guérit également par le régime lacté exclusif.

Ascite.

L'ascite n'aurait pas lieu d'être envisagée en dehors
de l'infiltration générale, quand elle l'accompagne, ou
des épanchements qui dépendent d'altérations cardiaques, hépatiques ou rénales, car elle cède au
régime lacté en même temps que les autres hydropisies. Mais l'accumulation de sérosité dans la cavité
abdominale prête à plusieurs considérations thérapeutiques, très importantes à connaître dans la pratique et dont l'oubli peut entraîner de sérieux mé-

comptes et même des insuccès qui sont uniquement dus à l'emploi intempestif du régime lacté. C'est ce qu'on observe dans les *ascites abondantes*, où la compression du liquide, effaçant à la fois le calibre des veines et des lymphatiques intestinaux, rend absolument illusoire l'absorption du lait. Ce liquide, en effet, n'agira sur les reins qu'à la seule condition de rétablir au préalable la perméabilité de ces voies absorbantes, dont la décompression s'obtiendra par l'administration des purgatifs et surtout par l'évacuation de la sérosité abdominale au moyen de la paracentèse. On comprend que cette libération s'imposera d'autant plus que la circulation porte sera plus entravée et que le réseau lymphatique devra présider à peu près seul à l'absorption sur tout le parcours de l'intestin. C'est pourquoi l'influence de cette compression du liquide s'exerce avec son maximum d'intensité dans les cirrhoses portes avancées et permet de se rendre compte, ainsi que l'a établi M. Jaccoud, des différences d'action du régime lacté dans les variétés de sclérose du foie, où nous verrons les remarquables résultats qu'on en peut obtenir, principalement à la première période de la maladie.

Il résulte de cet exposé qu'en présence d'un cas d'ascite considérable, s'il n'existe pas d'indication urgente de pratiquer la ponction, on doit instituer le régime lacté absolu, tout en administrant des purgatifs drastiques. La lactose peut donner les mêmes résultats et accroître notablement la diurèse. Si celle-ci reste stationnaire, il faut chercher à décomprimer les vaisseaux absorbants, et la paracentèse est alors bien nettement indiquée ; en prescrivant ensuite le lait aux doses de 3 litres et demi à 4 litres par jour, on a des chances d'élever rapidement la quantité des urines, tout en assurant l'alimentation du sujet. Il peut arriver cependant que l'ascite se reproduise à bref délai ; le régime lacté, d'après M. Jaccoud, n'augmente alors la quantité des urines que dans une proportion insuffisante (une vingtaine de grammes en moyenne), et il offre l'inconvénient d'incommoder les malades qui le supportent difficilement. Dans ces cas, on trouverait encore dans la lactose un excellent succédané du lait au point de vue de ses propriétés diurétiques.

Les ascites occasionnées par des *lésions* du *périloine* résistent presque toujours à la cure lactée. M. Jaccoud en a cité un exemple très concluant chez une jeune fille de seize ans atteinte d'une ascite énorme, due à une tuberculose péritonéale : le régime lacté absolu avait amené une augmentation notable de la diurèse, ce qui n'empêcha pas l'épanchement de faire des progrès et de nécessiter la ponction. L'autopsie justifia le diagnostic.

Dans les cas douteux où l'on hésite sur les causes de l'ascite, chez les jeunes sujets en particulier, l'insuccès de cette médication permettra de considérer le pronostic comme beaucoup plus grave et de supposer, avec bien des chances de certitude, l'existence d'un *processus tuberculeux* du péritoine. Car, en dehors de cette circonstance, les ascites de l'enfance m'ont paru généralement céder assez facilement à l'emploi combiné du lait et de l'iodure de potassium, ou même du calomel, ainsi qu'on l'a observé pour les processus interstitiels du foie chez l'adulte.

Épanchements inflammatoires des séreuses.

Le lait, qui fait disparaître les épanchements des cavités séreuses au même titre que les autres hydropisies, a été utilement appliqué au traitement de la *pleurésie aiguë* séro-fibrineuse. Des exemples très concluants en ont été publiés par M. Siredey (1872), Lemoyne (1873), Jaccoud. D'après Lemoyne, la guérison surviendrait, en moyenne, au bout de dix à quinze jours.

M. Jaccoud a vu réussir la médication lactée dans trois cas de pleurésie gauche qui ne lui présentaient pas l'indication urgente de la thoracentèse ; le lait, administré à la période d'état, répond alors à la nécessité d'obtenir la rapide résorption du liquide, et la remplit alors efficacement par son action diurétique. Dans les cas où la dyspnée devient menaçante et commande l'évacuation d'urgence de la cavité pleurale, l'action de ce traitement serait trop lente pour parer au danger, et c'est à la ponction qu'on doit formellement recourir, sans attendre l'effet d'une médication interne.

Le régime lacté ne conviendra pas moins pour combattre la *péricardite* avec épanchement, combiné avec les applications de vésicatoires à la région précordiale, lorsque la fièvre et les symptômes primitifs se sont complètement dissipés. Ce mode d'intervention m'a réussi plusieurs fois chez les enfants, et la diurèse abondante provoquée par le lait doit constituer certainement la cause essentielle de ces succès, car j'ai vu survenir la guérison complète après une élimination considérable d'urines, provoquée par l'administration de la lactose seule.

Le régime lacté dans les affections cardiaques.

Le régime lacté répond à différentes indications dans le cours des affections du cœur, car il permet de combattre à la fois les manifestations *dyspeptiques*, les *hydropisies*, la *dyspnée*, les *palpitations*, sans qu'on puisse lui attribuer, comme l'admettait Pécholier pour l'hypertrophie, une action spéciale sur les *lésions* du muscle cardiaque.

De plus, il rend d'incontestables services chez les malades atteints de ces affections et qui présentent les signes d'une *auto-intoxication* qui, dans la grande majorité des cas, viennent à se montrer quand la dépuration rénale est insuffisante ou qu'il s'y ajoute un état bien accentué de souffrance hépatique. La cure lactée remplit alors les indications essentielles fournies par l'existence de cette *toxémie cardiaque*. Elle diminue la formation des toxines dans le tube intestinal, augmente la sécrétion urinaire et assure une nutrition suffisante, si l'on exige le repos, sans augmenter la tension artérielle; il en résulte le plus souvent une véritable sédation dans les symptômes de l'hyperexcitabilité cardiaque et dans ceux qui se montrent dans la sphère du système nerveux cérébral et bulbaire. A tous ces titres, on comprend qu'elle donne des succès constants dans tous les accidents du *surmenage*, et en particulier dans ceux du *cœur forcé*, lorsqu'on la combine aux purgatifs et aux antiseptiques intestinaux.

L'existence de *troubles dyspeptiques* chez les cardiaques nécessite souvent l'institution du régime et du traitement que nous avons indiqués à l'occasion des maladies de l'estomac. Mais l'utilité du lait dépend beaucoup de la nature et surtout de l'origine des phénomènes gastriques anormaux qui se présentent chez ces malades, à tel point que les mêmes moyens thérapeutiques, et en particulier le lait, peuvent amener une guérison rapide ou aggraver singulièrement la maladie du cœur; aussi doit-on s'attacher à préciser, autant que possible, l'origine des accidents qui se montrent du côté des fonctions stomacales, pour étayer sur une base rationnelle l'emploi du régime lacté.

Nous distinguerons, avec le professeur Potain, la *dyspepsie cardiopathique*, qui vient compliquer les affections cardiaques, qu'elle place souvent au second plan en absorbant à elle seule toute la symptomatologie, et les *cardiopathies dyspeptiques*, qui résultent surtout d'un retentissement sur le cœur des affections de l'estomac par la voie réflexe du sympathique ou des pneumogastriques.

La première se rencontre plus fréquemment, et c'est souvent lorsqu'elle se développe isolément, à la phase *initiale* des affections du cœur, que son traitemen par le régime lacté, associé aux moyens destinés à restituer au chimisme stomacal son état normal, permet de retarder l'évolution des lésions cardiaques, dont la marche s'accélère si l'on néglige ou que l'on relègue au second plan les manifestations de nature dyspeptique.

C'est encore à la même période de début que des troubles du même ordre avec prédominance de la forme *gastralgique* révèlent la même altération de la muqueuse stomacale chez les *cardio-aortiques*, et l'on voit d'ordinaire cette dyspepsie d'origine réflexe s'atténuer notablement par le repos et la cure de lait exclusive ou combinée avec le régime végétarien.

Lorsque les troubles gastriques résultent d'une nutrition insuffisante des parois de l'organe, par suite d'une stase plus ou moins prolongée, le lait donne encore des succès si le chimisme seul se trouve modifié. Mais il s'y joint souvent un ralentissement de la motricité qui se traduit par la dilatation et qui contre-indique le régime lacté, lorsqu'elle atteint un degré très prononcé.

L'asystolie aggrave toujours ces accidents dyspeptiques qui dominent parfois toute la scène morbide et réclament une médication très active, dans laquelle le lait permet de reculer sa terminaison fatale, surtout au cours de ces *dyspepsies ultimes* qui précipitent le dénouement des maladies du cœur et peuvent être enrayées par l'application judicieuse du régime lacté.

Les *cardiopathies dyspeptiques* subissent d'une façon remarquable l'action favorable de cette cure exclusive, à la suite de laquelle s'atténuent rapidement les phénomènes morbides, d'origine réflexe pour la plupart, qui viennent à se montrer dans le fonctionnement du muscle cardiaque.

Et c'est ainsi que, chez certains dyspeptiques, les signes d'une insuffisance tricuspidienne, si le sympathique est en jeu, ceux de l'arythmie, de la tachychardie, s'il s'agit d'une réaction des nerfs vagues, disparaissent assez souvent en quelques jours par le seul fait d'une médication anti-dyspeptique où le lait tient d'ordinaire la première place.

Une autre circonstance bien mise en relief par M. Potain, c'est qu'il suffit quelquefois de quelques troubles gastriques pour provoquer la rupture de la compensation qui rendait latente une affection cardiaque dont l'existence se révèle sous l'influence de cette complication dans la sphère digestive. Or, il arrive toujours, chez ces malades, qu'en rétablissant les fonctions stomacales par la cure lactée, on relève la nutrition viciée du myocarde, que l'on ramène à lutter efficacement contre des altérations méconnues antérieurement.

C'est sans contredit comme *diurétique* qu'il apporte surtout du soulagement aux malades *œdématiés*, chez lesquels la maladie n'est pas arrivée à la période ultime et qui peuvent encore réagir à l'administration des divers toniques du cœur.

Quand l'*hydropisie* est très abondante, il est indispensable d'administrer d'abord un purgatif et d'essayer ensuite la digitaline avant d'instituer ce régime, car la compression qu'exerce le liquide épanché sur les vaisseaux absorbants de l'intestin empêchera l'absorption du lait (Debove).

La diminution des œdèmes est de règle et, s'il existe de l'*albuminurie*, celle-ci disparaît généralement. Il en résulte une sédation manifeste des accidents cardiaques, qu'il ne faut pas attribuer uniquement à la résorption de la sérosité, puisque cette sédation peut également s'observer dans les cardiopathies de la néphrite interstitielle, en l'absence de tout phénomène hydropique (Potain, Debove).

L'*hypertrophie* des lésions valvulaires ne justifie pas par elle-même l'indication du régime lacté, car il

s'agit, en pareille occurrence, d'une altération véritablement salutaire, en ce sens qu'elle assure la compensation des effets mécaniques consécutifs à ces
lésions ; chercher à la combattre constituerait une
erreur thérapeutique.

Celle qui survient indépendamment des lésions
valvulaires peut, au contraire, subir, par l'emploi du
lait, une atténuation notable dans les symptômes qui
l'accompagnent ; c'est ce qu'on observe aussi chez
l'enfant, dans certaines *hypertrophies* de *croissance* que
j'ai vues diminuer nettement à la suite de ce régime.

Les *hypertrophies* liées à la *néphrite interstitielle,* à
l'*artério-sclérose,* lorsqu'elles s'accompagnent de *palpitations* et de *dyspnée,* trouvent également dans le
lait un excellent palliatif, dont l'action se rapporte en
grande partie aux modifications qu'il imprime à la
sécrétion rénale ainsi qu'à la prescription d'un régime
qui restreint d'une manière notable la formation des
toxines d'origine alimentaire.

La *sclérose cardiaque,* caractérisée par la proliféra-
tion du tissu conjonctif interstitiel, survenant sous
l'influence de causes nombreuses, parmi lesquelles
l'alcoolisme, la néphrite interstitielle, le diabète, la
goutte, tiennent une place prédominante à côté des
affections valvulaires et surtout de celles qui portent
sur l'orifice aortique, peut être enrayée dans sa
marche progressive par l'emploi rigoureux du régime

lacté exclusif. Les avantages en sont bien connus et, comme l'écrivait Juhel-Renoy dans sa thèse (1882), sous son influence *seule*, on peut voir disparaître les œdèmes, le cœur se régulariser et le malade entrer en pleine convalescence. S'il existe de la répugnance pour le régime lacté absolu, on aura recours au traitement mixte ; mais les résultats seront bien moins satisfaisants et peut-être nuls. A ce traitement diététique viendra s'ajouter l'administration de l'iodure de sodium, de la digitale, de la morphine, quand les malades seront sous le coup d'une attaque d'asystolie.

Huchard a bien montré tout le parti qu'on peut tirer du lait dans le traitement des *dyspnées toxiques* qui compliquent souvent les *cardiopathies artérielles*. Le régime lacté combat à la fois l'insuffisance rénale et hépatique, ainsi que nous le verrons plus loin ; il diminue la quantité des toxines de l'alimentation et abaisse en même temps la tension artérielle, généralement accrue.

Il faut en prescrire 2 litres et demi à 3 litres par jour, par tasses de 250 à 300 grammes, avalées par gorgées. On le continue dix à quinze jours, et l'on ne doit pas le suspendre tant que l'on constate de la gêne respiratoire. La *dyspnée* disparait souvent au bout de deux ou trois jours, et l'on soumet alors le malade au régime mitigé, composé de 1 à 2 litres de lait, d'œufs et de légumes en purée, en ne permettant la viande que beaucoup plus tard (Huchard). Dans tout le cours du traitement, il est avantageux d'assurer l'antisepsie intestinale par le naphtol, le bétol et surtout par le benzo-naphtol.

C'est par un mode d'action analogue et surtout en diminuant les phénomènes d'*auto-intoxication* consétutifs à la rétention des principes excrémentitiels retenus dans le sang, que le régime lacté combat merveilleusement les *crises dyspnéiques*, les *vertiges épileptiformes* et les *troubles* de la *sécrétion urinaire* qu'on observe dans la *maladie du pouls lent permanent* (Debove, Gingeot, Comby et Durr), sans qu'il soit susceptible de modifier la fréquence des pulsations, qu'on cherche alors à relever par l'emploi des iodures, de la caféine, de l'atropine, etc. Les observations rapportées récemment à la Société médicale des hôpitaux sont très probantes à cet égard, et celles qu'il m'a été donné de recueillir ne sont pas moins concluantes et viennent démontrer que l'influence principale de ce régime porte sur le maintien ou le rétablissement de la dépuration rénale.

Quant aux *cardiopathies organiques* qui s'accompagnent d'affaiblissement du cœur, la diète lactée rigoureuse serait plus nuisible qu'utile; il faut, tout en donnant aux malades 1 litre à 1 litre et demi de lait par jour, conseiller une alimentation substantielle contenant des principes azotés, même s'il existe un certain degré d'albuminurie (Hayem).

LE RÉGIME LACTÉ DANS LES ALBUMINURIES

Albuminuries non rénales.

Il est important, pour bien préciser les indications du régime lacté dans l'*albuminurie*, de chercher à établir au préalable la pathogénie de ce symptôme et de savoir s'il doit être ou non rapporté à une *lésion rénale*.

Certaines albuminuries *physiologiques*, celles qui surviennent en dehors de toute altération des reins, au cours de la *goutte* et du *diabète*, chez les *obèses* et les *dilatés* dyspeptiques, guérissent habituellement par l'institution d'un régime approprié pour lequel il n'est pas utile de recourir à l'usage exclusif du lait, s'il n'existe aucun signe bien net de congestion du foie. L'albuminurie est, en effet, bien plus fréquente chez les diabétiques, les goutteux et les obèses qui présentent un gros foie (Bouchard), et il m'a semblé que c'était surtout dans ces cas spéciaux que le lait avait procuré des améliorations très réelles. Toutes ces albuminuries curables suivent, du reste, une marche parallèle à celle de la maladie primitive contre laquelle doivent s'adresser avant tout les ressources de la thérapeutique. C'est ainsi qu'en rétablissant les fonctions de l'estomac et du foie chez certains dilatés, on voit disparaître en même temps cette *albuminurie dyspeptique* dont ils sont assez souvent atteints (Bouchard). Les indications de la cure lactée sont alors entièrement fournies par les notions pathogéniques des états morbides diathésiques dont relève la transsudation de l'albumine.

Je renvoie, pour le traitement de l'albuminurie de la grossesse, au paragraphe sur l'*auto-intoxication gravidique*.

Albuminuries rénales. Néphrites aiguës.

Quand, au contraire, ce symptôme est sous la dépendance d'un processus rénal, le lait rend d'incomparables services, à condition de ne pas être prescrit d'une manière banale, toutes les fois que l'on constate la présence de l'albumine dans l'urine. Il faut savoir en mesurer l'usage à la nature de la maladie, au degré d'acuité des lésions et, dans la plupart des cas, bien apprécier le moment où ses effets sont suffisants et où la prolongation d'un régime exclusif serait susceptible d'occasionner des inconvénients et même de sérieux dangers.

Grainger-Steward a fait ressortir les différences capitales qu'entraînent le régime ordinaire et le régime lacté chez les albuminuriques, en montrant que le premier augmente les proportions de l'urée et de l'albumine, tandis que le second, tout en exagérant la diurèse, maintient le chiffre de l'urée à son taux normal et abaisse celui de l'albumine.

L'expérience clinique a sanctionné cette heureuse influence dans l'albuminurie toutes les fois que les urines sont diminuées et que l'on voit apparaître les symptômes de l'*insuffisance rénale* avec *diminution de l'énergie du cœur*, si l'on a soin de recourir en même temps aux spoliations séreuses intestinales et cutanées, à la révulsion et aux émissions sanguines locales pour diminuer la tension vasculaire et soulager le travail du cœur.

Le lait répond alors à plusieurs indications essentielles, fournies bien moins par la présence de l'albumine que par le *degré de perméabilité des reins*, dont la valeur pronostique est aujourd'hui si nettement établie.

La proportion d'albumine qui passe dans les urines est relativement secondaire ; ce qui importe avant tout, c'est que le filtre demeure perméable. Ne voit-on pas succomber quelquefois brusquement des malades n'ayant jamais éliminé que des quantités insignifiantes d'albumine, et qui meurent urémiques, empoisonnés par la rétention des toxines ? (Dujardin-Beaumetz).

On comprend dès lors que le lait, dans tous ces processus aigus, tout en augmentant la sécrétion urinaire, et tout en restreignant la filtration de l'albumine par une influence spéciale, issue peut-être de la forme intime de l'albumine ingérée (Jaccoud), diminue. de plus, la surcharge des organes dont l'émonction se trouve viciée. Il offre l'avantage de permettre une alimentation fractionnée qui n'excite que très modérément les centres nerveux et vasculaires, et diminue la congestion des reins, principalement par l'absorption répétée de petites quantités de ce liquide.

Le système circulatoire n'a pas à subir les grandes alternatives de surcharge et de déplétion qu'on observe dans un régime ordinaire; il en résulte une véritable régularisation de la tension vasculaire qui semble éminemment favorable à la dépuration urinaire comme à la résolution des processus aigus du parenchyme rénal.

Enfin, le lait supprime en grande partie les toxines d'origine alimentaire ainsi que les fermentations intestinales, et diminue par là même les chances d'auto-intoxication, car, à la restriction de la formation des substances toxiques, vient se joindre leur élimination plus facile par l'action diurétique de cette cure exclusive.

Néphrites aiguës.

C'est surtout dans le cours des processus *aigus* ou dans les poussées *aiguës* des processus *chroniques* que se pose l'indication nette, absolue, de recourir à ce régime. Semmola, qui l'a préconisé, tous les cliniciens qui en ont vulgarisé l'emploi (Jaccoud, Dujardin-Beaumetz, G. Sée, Debove) s'accordent à le prescrire dans les *néphrites aiguës*. S'il s'impose à toutes les phases de la maladie, on ne doit pas cependant compter exclusivement sur son usage et négliger à la période initiale de ces inflammations, surtout de celles qui résultent de l'action du froid, les ressources qui nous sont offertes par tous les moyens destinés à provoquer des spoliations aqueuses par l'intestin et par la peau, auxquelles il est indispensable d'adjoindre la révulsion et les émissions sanguines obtenues par les ventouses scarifiées. Si l'on se borne à prescrire le régime lacté, on permet aux altérations glomérulaires de continuer leur évolution, et, comme le faisait remarquer récemment le professeur Peter, le malade succombe alors à bref délai, emporté par les accidents que commande cette dégénération des glomérules, qu'on n'a pas su entraver en combinant, à l'administration du lait, la spoliation et la dérivation.

Or, la mise en œuvre simultanée de ces ressources permet assez souvent d'enrayer le processus morbide à sa phase initiale où prédomine l'hyperémie.

Mais c'est surtout dans les néphrites à *début aigu*, occasionnées par un refroidissement et qui tendent à se prolonger, que le régime lacté exclusif procure les succès les plus complets (Debove), avec des chances d'autant plus grandes de réussite que le traitement se trouve institué de bonne heure. On voit alors disparaître à peu près constamment les différents *œdèmes*, et l'*albuminurie* subit également une notable diminution, tout en persistant assez souvent à un taux assez réduit.

Quant à l'*urémie*, si le régime est institué à temps, on arrive à la conjurer dans la majorité des cas.

Enfin, dans tous les *épisodes aigus* du *mal de Bright*, toutes les fois qu'avec la diminution des urines on voit surgir les menaces d'une défaillance circulatoire et de l'insuffisance rénale, il est indispensable de recourir également au lait, qui s'applique alors à toutes les poussées hématuriques, albuminuriques, urémiques ou hydropiques qu'on observe si souvent dans le cours de ces processus rénaux (Lécorché et Talamon).

La *néphrite parenchymateuse subaiguë*, et plus particulièrement celle qui survit aux pyrexies, peut également s'améliorer d'une façon très notable par la combinaison du lait, des iodures et des bains de vapeur. Peter a même cité dernièrement un cas où le traitement par le régime lacté mitigé, joint aux moyens précédents et à l'application de cautères sur la région rénale, amena la guérison d'une néphrite de cette variété consécutive à la variole.

Dans toutes ces circonstances où semble prédominer la congestion rénale, on doit prescrire le régime lacté exclusif, sans aucun aliment, et fractionner le lait par petites doses espacées, pour restreindre autant que possible la tension vasculaire. En général, on en fera absorber toutes les heures un demi-verre de 100 grammes, soit pur, soit additionné d'une cuillerée d'eau de Vichy.

L'association des antiseptiques intestinaux, du benzo-naphtol en particulier, se trouve toujours indiquée poùr diminuer la formation des toxines d'origine digestive, déjà singulièrement atténuée par l'absence de résidus qu'entraine l'emploi du lait. On évitera concurremment la constipation, qui viendrait à l'encontre de cette indication.

On se guide ordinairement, pour passer au régime mitigé, sur la disparition de l'albumine, qui reparaît souvent quand on suspend trop tôt la médication lactée. Sans établir de règle fixe à cet égard, il faut procéder avec prudence et proportionner la rigueur du traitement au degré de perméabilité du rein ainsi qu'aux troubles révélateurs de l'insuffisance urinaire. MM. Lécorché et Talamon pensent qu'au bout de huit à quinze jours le lait a donné tout ce qu'on en peut espérer ; on le prescrit ensuite sous la forme d'un régime mixte, 1 litre et demi environ, avec les aliments qui constituent le régime végétarien, et l'on arrive graduellement à reprendre une alimentation normale, sans laquelle on risquerait d'aboutir à un état de faiblesse et d'anémie dont il est difficile de tirer les malades.

En tout cas, on reviendra toujours au régime exclusif dès que surgiront les symptômes précurseurs d'une recrudescence, et à ce titre, les moindres signes possèdent souvent une importance bien supérieure à la présence de l'albumine dans l'urine, qu'on ne recherche guère qu'après leur constatation. C'est alors qu'il faut persuader au malade et à son entourage que le salut dépend de la rigueur du traitement et leur faire entrevoir, dans son exacte et sombre réalité, la conclusion si précise de Chrestien, de Montpellier : *le lait* ou *la mort*.

Néphrites chroniques.

Dans les *néphrites chroniques*, le régime lacté s'impose toutes les fois qu'on redoute l'explosion de l'*insuffisance urinaire*. Il répond, du reste, à des indications bien déterminées, mais ne saurait constituer le régime habituel des brightiques, qui doit être dirigé suivant les oscillations de la perméabilité rénale. C'est ainsi que nous le voyons dissiper les hydropisies, diminuer, parfois même guérir, l'albuminurie des néphrites parenchymateuses et des néphrites mixtes, tout en évitant l'explosion de l'urémie, et que, dans les néphrites conjonctives, précieux dans toutes leurs complications, il dissipe les symptômes d'intoxication qui surgissent fréquemment au cours de leur évolution et rend de signalés services dans les troubles cardiaques dont elles s'accompagnent.

Nous examinerons ses effets dans la *néphrite parenchymateuse* et dans la *néphrite interstitielle*.

Néphrite parenchymateuse chronique.

Le lait rend de signalés services dans la *néphrite parenchymateuse chronique*. D'après Debove, « il amène, par l'effet de la diurèse, la disparition des hydropisies; l'état général du malade s'améliore, l'albuminurie diminue souvent, mais la guérison est tout à fait exceptionnelle. »

On note, en effet, dans la plupart des cas une action favorable sur l'*hydropisie,* sauf à la phase ultime de la maladie. Quant à l'influence heureuse sur l'état général, Debove l'attribue aussi bien à l'action de l'alimentation, que le lait permet d'assurer dans une large mesure, qu'à son pouvoir diurétique, d'où résulte la disparition de la sérosité qui entrave le fonctionnement des organes et des tissus de l'économie.

En tout cas, il ne faut point compter sur une guérison complète, du moins dans les cas d'allure véritablement chronique ; celles qu'on a rapportées ont généralement trait à des néphrites aiguës ou sub-aiguës.

L'alimentation lactée dans cette variété des néphrites chroniques ne s'adresse donc qu'à la diminution des urines, aux hydropisies et à l'albuminurie, et, lorsque ces symptômes font défaut, dans les rémissions de la maladie, s'en tenir à ce régime exclusif constitue un contre-sens dont les effets peuvent être fort regrettables. MM. Lécorché et Talamon prouvent, en effet, à l'aide de la clinique, que le lait, parfois inutile, devient dangereux dans certaines circonstances, surtout quand il s'agit de malades qui, malgré leur néphrite, demeurent valides pendant des mois et des années. Les exemples qu'ils citent ont trait plus particulièrement à des cas où l'albumine est restée stationnaire, d'autres dans lesquels son retour coïncidait avec la reprise du régime lacté. Dans la plupart d'entre eux, la continuation de cette médication entraîne une débilitation manifeste, une *anémie lactée* qui déprime à la fois l'énergie physique et morale, de sorte que, suivant leur expression, si l'équilibre chimique est satisfait, l'équilibre vital ne l'est pas. Et tous ces phénomènes d'épuisement et de nutrition insuffisante ne surviennent pas seulement à la suite des accidents gastro-intestinaux que détermine le lait chez plusieurs de ces malades, on les observe également ment chez ceux qui le tolèrent parfaitement à la dose quotidienne de 4 litres, nécessaire pour assurer l'absorption d'une quantité de principes azotés et de carbures d'hydrogène suffisante aux besoins de l'organisme.

Quand l'indication s'en présentera bien nette, on prescrira le lait à la dose minimum de 3 litres par jour ; il est préférable de l'administrer cru et, si l'on craint la présence de bactéries pathogènes, la stérilisation sera de beaucoup préférable à l'ébullition. On engagera les malades à garder le repos, à éviter toute cause de refroidissement, et l'on surveillera très attentivement la manière dont le tube digestif supporte ce régime exclusif.

Chez les *tuberculeux* atteints de cette variété de néphrite, les troubles digestifs empêchent fréquemment de continuer le lait plus de quatre ou cinq jours; toutefois, l'introduction par la sonde permet souvent de le faire accepter. En alternant son emploi exclusif avec le régime végétarien, en procédant surtout avec beaucoup de prudence, en lui associant d'emblée l'eau de chaux et en donnant après chaque prise une petite quantité d'eau chloroformée, on arrivera généralement à en retirer de bons effets. Il serait alors indiqué d'éviter la suralimentation et de chercher à restreindre la quantité des déchets nuisibles qui s'éliminent par la voie rénale ; aussi faut-il proscrire le régime carné, recourir au lait et à l'antisepsie intestinale, puis reprendre le régime mixte ou ordinaire dès qu'on observe une amélioration sérieuse et soutenue.

Néphrites interstitielles.

Dans les *néphrites interstitielles*, le régime lacté répond à trois grandes indications (Debove) : c'est d'abord de combattre les menaces d'*urémie*, c'est d'atténuer notablement les *palpitations* qui s'observent souvent avec l'hypertrophie du ventricule gauche ; enfin, dans les cas rares où les *hydropisies* viennent à se montrer, le lait les dissipe presque toujours.

Contre le processus *atrophique* du rein d'origine conjonctive, ce régime est inutile ; on doit le réserver pour les circonstances bien précises que je viens d'indiquer, en un mot pour les cas graves, surtout contre les accidents d'*insuffisance urinaire* et d'*auto-intoxication*.

On le prescrira aux doses de 2 à 3 litres, avec une eau gazeuse alcaline, par petites quantités. Il sera préférable de l'écrémer s'il existe quelques menaces du côté du foie ; on pourra même, en le peptonisant, le rendre plus assimilable chez certains dyspeptiques. On reviendra au régime mitigé végétarien dès que les accidents précités se seront notablement amendés, en combinant, suivant les formules de Dujardin-Beaumetz, de Eloy, environ 1 litre et demi de lait, aux œufs, aux légumes verts, aux purées de pois, de lentilles, etc., en même temps qu'on prescrira des vins légers, peu alcooliques et non sucrés.

Il faut, ici comme dans toutes les néphrites chroniques, considérer constamment le précepte de Dujardin-Beaumetz : de *proportionner le régime à la perméabilité des reins*.

S'il existe des menaces d'urémie, le régime lacté exclusif s'impose ; dans les autres cas, suivant le degré d'intégrité de la dépuration rénale, le régime végétarien, puis les viandes gélatineuses seront permis.

D'après M. G. Sée, on devra s'attacher surtout à soutenir les forces, et, dans ce but, recourir à un régime aussi albumineux qu'en santé, dans lequel la proportion du lait ne dépassera guère 1 litre à 1 litre et demi ; mais cette notion ne s'applique évidemment pas aux différentes complications envisagées plus haut. En leur absence, on aura la faculté de conseiller la formule alimentaire préconisée dernièrement par M. G. Sée dans le but d'obtenir la production de 2,330 calories environ et dont le type peut être plus ou moins modifié pour composer des menus plus variés. C'est ainsi que 4 litres de lait peuvent être remplacés par :

Lait	1.000	grammes.
Pain grillé	250	—
Beurre	50	—
Sucre, soupe	500	—
Café, thé	300	—
Macaroni	100	—

En résumé, dans les néphrites chroniques, le lait convient comme élément d'un régime mixte ; mais son usage exclusif s'impose dans toutes les complications qui, pour la plupart, relèvent de l'insuffisance rénale, du développement d'une auto-intoxication et des troubles cardiaques d'origine hypertrophique ou toxique.

INSUFFISANCE RÉNALE. — DYSPNÉES TOXIQUES.
URÉMIES.

Le lait trouve une de ses plus utiles applications dans les intoxications qui résultent de l'élimination insuffisante des matières excrémentitielles, et c'est principalement pour écarter les dangers de l'insuffisance rénale et hépatique que nous en avons décrit les heureux effets dans le traitement des albuminuries et des néphrites.

Tous les phénomènes morbides qui se rattachent au défaut de la dépuration urinaire sont justiciables du régime lacté. C'est à ce titre qu'il donne de si remarquables résultats dans les *dyspnées toxiques* de tous les néphrétiques et, en particulier, chez les artério-scléreux, dont la sécrétion urinaire se trouve plus ou moins diminuée.

On le continue jusqu'à cessation de la dyspnée, pour le remplacer par le régime végétarien et reprendre plus tard une alimentation d'où seront exclues les substances pouvant donner naissance à une formation abondante de ptomaïnes ou de leucomaïnes.

Le lait agit alors non seulement comme un diurétique non excitant, mais il favorise par son sucre les fonctions hépatiques; enfin, d'après Charrin et Roger, son usage exclusif diminue considérablement la toxicité urinaire. Ajoutons encore, avec Huchard, qu'en atténuant l'hypertension artérielle, il facilite le travail du cœur, dont il contribue à relever l'action défaillante.

De ces diverses modalités d'action résulte souvent une amélioration rapide des symptômes dyspnéiques, au bout de vingt-quatre ou de quarante-huit heures, et, dans les cas où ce résultat favorable est plus long à se dessiner, il n'en est pas moins très appréciable.

Cette action salutaire du lait se révèle encore lorsque, après en avoir cessé trop tôt l'usage, les malades voient reparaître les mêmes troubles respiratoires; la reprise du régime suffit alors pour les dissiper de nouveau.

Dans l'*urémie*, les formes *lentes* sont surtout justiciables du régime lacté. On le prescrira néanmoins dans l'urémie aiguë, quand les premiers dangers seront conjurés (Debove), et son utilité ne sera pas moins accusée pour écarter l'explosion des accidents *cérébraux* et *respiratoires* que pour s'opposer à la menace des phénomènes de même origine qui peuvent apparaître du côté du *tube gastro-intestinal.*

M. Jaccoud a montré depuis longtemps qu'il ne s'agissait pas là d'une simple action diurétique, mais que « le liquide éliminé conservait les caractères et la signification de l'urine véritable ».

Dans l'urémie lente, le but que l'on cherche à atteindre est d'obtenir l'élimination des principes excrémentitiels retenus dans le sang afin d'entraver les accidents qui résultent de leur accumulation. Il faut, par conséquent, faciliter la dépuration urinaire, tout en évitant de surmener le rein. Aussi, le lait devra-t-il être donné par petites doses, à de courts intervalles, de façon à obtenir l'ingestion de 2 à 3 litres par vingt-quatre heures. On assurera l'antisepsie intestinale plus spécialement par l'administration des substances dont la décomposition n'amène pas la production de produits irritants pour le rein; le benzo-naphtol répond entièrement à cette indication.

On comprend, d'après ces notions actuelles sur l'insuffisance urinaire, comment les symptômes urémiques qui surgissent souvent au cours de *l'ictère grave* peuvent subir une atténuation très notable par le régime lacté quand ils sont dus en partie à des lésions rénales entravant l'élimination des toxines. Le lait s'adresse alors à la fois à l'insuffisance hépatique et urinaire, dont il arrive souvent à enrayer les manifestations redoutables. Et c'est par un mécanisme analogue que se produisent en partie les bons effets de ce régime dans tous les processus infectieux, intéressant à des degrés variés le fonctionnement du foie et des reins, et qui entravent l'émonction de ces derniers, tout en annihilant la barrière que constitue le parenchyme hépatique aux toxines qui doivent y être arrêtées ou détruites.

ACCIDENTS DIVERS DU BRIGHTISME

Toutes les manifestations du *brightisme* sont justiciables du régime lacté, qui, pour certaines d'entre elles, offre de plus quelquefois l'avantage de permettre de préciser leur origine, en montrant la dépendance qu'elles affectent avec des troubles plus ou moins accentués de la dépuration urinaire.

Troubles oculaires. — Cette action favorable avait été signalée dans les affections oculaires, et Galezowski (1873), Debove (1878), l'ont mise en évidence pour le traitement des lésions rétiniennes, qui se modifient dans bon nombre de cas, parallèlement à l'albuminurie, et qui peuvent subir la même évolution dans ceux, assez fréquents, où le brightisme se développe sans transsudation de l'albumine dans l'urine.

Le lait trouve donc son indication dans tous les troubles visuels qui peuvent surgir sous l'influence du mal de Bright, d'autant plus qu'un certain nombre d'entre eux sont assez souvent subordonnés aux variations de la perméabilité rénale.

Troubles auditifs. — Les mêmes observations s'appliquent aux symptômes *auditifs* survenant dans les mêmes circonstances ; c'est ainsi qu'on peut voir disparaître des bourdonnements uni ou bilatéraux et céder une paresse habituelle de l'ouïe, ayant résisté à divers moyens de traitement, par la seule administration du régime lacté exclusif. Un certain nombre de cas de *maladie de Ménière*, appartenant sans doute à la même origine brightique, ont été heureusement modifiés par cette médication (Monnier).

Petit brightisme. — L'énumération des différents symptômes du *petit brightisme* permettrait de passer en revue les circonstances nombreuses dans lesquelles la cure lactée peut donner d'excellents résultats : des céphalées tenaces, des migraines persistantes, et même un véritable état neurasthénique en constituent parfois les seules manifestations, alternant avec la pollakinrie, des crises dyspnéiques, des palpitations, que le régime lacté dissipe souvent d'une manière rapide, qu'il existe ou non de l'albuminurie. Ce ne sont là, du reste, que des modalités d'un même syndrome constitué principalement par l'insuffisance rénale. Il est donc très important de savoir en reconnaître, en deviner parfois, les expressions symptomatiques, dont le tableau vient d'être magistralement exposé par M. Dieulafoy, et de se rappeler qu'elles commandent toutes, comme médication, l'emploi du régime lacté exclusif. Nous verrons comment cette notion nouvelle a permis d'adapter la même thérapeutique au *chloro-brightisme*, c'est-à-dire à l'ensemble des phénomènes pathologiques qui résultent de la combinaison de la *chlorose* avec les signes révélateurs du *petit brightisme* coïncidant ou non avec l'albuminurie. Dans ces cas encore, les troubles de la dépuration urinaire sont justiciables du même traitement, et il semble qu'en les faisant disparaître, le lait amène en même temps la rétrocession des symptômes propres de la chlorose, auxquels ils sont associés.

LE RÉGIME LACTÉ DANS L'AUTO-INTOXICATION GRAVIDIQUE

M. Tarnier, s'appuyant sur les résultats favorables que donnait le régime lacté dans l'albuminurie, en essaya l'application pour combattre le même symptôme survenant au cours de la grossesse; cette tentative fut couronnée de succès et devint le point de départ d'un traitement accepté sans conteste par tous les accoucheurs. Depuis le premier travail de M. Tarnier sur ce sujet : *Le régime lacté dans l'albuminurie gravidique et l'éclampsie*, datant de 1875, et malgré sa vulgarisation, en particulier dans la thèse d'agrégation de Debove, ce n'est guère que depuis une dizaine d'années que ce régime est appliqué par la généralité des cliniciens. Dans une discussion récente à l'Académie de médecine, ses remarquables résultats ont été mis en relief à nouveau par M. Tarnier, et confirmés par MM. Charpentier, Pinard, Guéniot, etc., et c'est d'après les intéressantes données qu'ils nous ont fait connaître que je puis résumer les indications du lait, non seulement dans *l'albuminurie des femmes enceintes*, mais encore dans les autres manifestations de *l'auto-intoxication gravidique*, dont la transsudation de l'albumine n'est elle-même qu'un symptôme important.

Nous avons déjà vu comment le lait constitue à la fois l'aliment et le médicament de choix dans les auto-intoxications, et c'est à ce titre surtout qu'il intervient avec tant de succès lorsque ces dernières prennent naissance au cours de la grossesse. Et l'albuminurie, qui n'en est qu'une expression, dont on ne saurait méconnaitre la gravité, puisque, en dehors de toute intervention thérapeutique, elle conduit, une fois sur cinq ou six cas, à l'explosion de l'éclampsie, l'albuminurie, dis-je, cède presque toujours, en pareil cas à l'institution du régime lacté exclusif. Celui-ci a pour effet de dissiper ou de diminuer notablement la présence de ce principe dans les urines et d'écarter tous les dangers d'une *toxémie*, dont le plus terrible est constitué par les attaques éclamptiques. Il suffit, pour s'en convaincre, de rappeler que, depuis 1889 jusqu'au commencement de 1893, M. Pinard a soumis à cette médication plus de cinq mille femmes enceintes albuminuriques, chez lesquelles il n'a pas vu survenir un seul cas d'éclampsie.

Il en résulte que, si l'analyse révèle la présence de *l'albumine*, on doit prescrire le régime lacté *absolu* et *exclusif*, et le maintenir tant que les réactifs en dénotent des quantités appréciables; le succès est à ce prix, car une suspension, même de courte durée, permettrait à l'auto-intoxication de se manifester avec tout son cortège de symptômes dangereux. Si l'albuminurie se dissipe, il serait imprudent de désarmer aussitôt et de ne pas maintenir quelque temps encore l'économie sous l'influence de cette alimentation exclusive, à laquelle l'addition de quelques antiseptiques intestinaux sera toujours conseillée parallèlement aux inhalations d'oxygène, indiquées dans les cas graves.

A côté de cette action directe sur le symptôme *albuminurie*, le lait en posséderait une seconde non moins remarquable : celle d'entraver l'apparition de l'albumine d'une manière *préventive*. M. Jaccoud, dans la discussion que j'ai citée, croit qu'on préserverait, le plus souvent, les femmes enceintes de cette complication en les soumettant au régime mixte comportant 1 litre et demi de lait en moyenne par jour, jusqu'au sixième mois, et 2 litres jusqu'à l'accouchement (Académie de médecine, 7 février 1893). Trois des exemples sur lesquels il s'appuie ont trait à des malades qui, par le fait d'affections cardiaques ou autres, étaient très exposées à voir survenir une albuminurie, que l'emploi du lait semble avoir conjurée. Sans pouvoir dès maintenant affirmer que la prescription de ce régime mixte, dans tous les cas de grossesse, exercerait sur cet accident une influence prophylactique constante, nous devons le préconiser dans ce but toutes les fois qu'on aura lieu de craindre, en raison d'un état morbide préexistant du cœur. des reins ou du foie, etc., le développement d'une auto-intoxication chez les femmes enceintes. Lorsque celles-ci sont bien portantes, le lait n'offrirait que des avantages, à condition qu'il soit bien toléré et qu'on évite la constipation.

En dehors de l'albuminurie, tous les autres troubles révélateurs de cette auto-intoxication gravidique sont justiciables du régime lacté exclusif, qui restreint à la fois la formation des toxines, assure leur élimination, maintient dans leur état physiologique le fonctionnement des glandes hépatique et rénales. tout en exerçant une action très appréciable sur celui du muscle cardiaque.

Les symptômes les plus indifférents en apparence peuvent acquérir la valeur de véritables signes d'alarme et mettre en défiance au sujet des accidents plus graves qui se préparent, alors même que l'examen des urines reste complètement négatif. Ce sont surtout les phénomènes nerveux insolites qui doivent éveiller toute la sollicitude du clinicien, et, à ce titre, la céphalalgie, les migraines, l'apparition brusque d'un état qui cadre assez avec l'ensemble neurasthénique, la pesanteur de tête, les vertiges, l'obnubilation de la vue, etc., ne sont très souvent que les avant-coureurs de l'intoxication confirmée. Il faut toujours imposer le régime lacté absolu en pareil cas, jusqu'à ce que les malades soient revenus pendant plusieurs jours à leur santé habituelle. On ne sera pas moins rigoureux quand, avec ou sans ces symptômes, apparaîtront des troubles digestifs, tels que : nausées, vomissements, etc., des phénomènes visuels ou auditifs insolites, des œdèmes plus ou moins fugaces et surtout de la *dyspnée*, quel que soit le résultat de l'examen des urines. La constatation de l'albuminurie ne saurait donc être considérée comme l'indication exclusive du régime lacté, qui s'adresse avant tout à l'auto-intoxication, quelles qu'en soient les expressions symptomatiques. M. Tarnier a même cité le fait d'une femme chez laquelle le lait dissipa tous les signes précurseurs de l'éclampsie, et dont les urines, normales auparavant, vinrent à contenir de l'albumine dès que tout danger eût été écarté.

C'est donc pour parer à toutes les menaces de l'insuffisance urinaire et hépatique comme à celles de l'auto-intoxication, sous ses différents aspects, que s'impose l'emploi du lait dans les cas précités.

Aussi n'est-ce pas l'*albuminurie* qu'il faut uniquement viser, puisqu'elle survit parfois à l'accouchement, malgré le traitement rationnel, mais bien l'*ensemble toxémique* d'où peuvent résulter les crises si redoutables de l'*éclampsie*, manifestation la plus grave de cette auto-intoxication. On ne saurait mieux exprimer toutes les données de ce problème thérapeutique qu'en adoptant l'aphorisme de Pinard : *Le régime lacté est à l'auto-intoxication ce que les antiseptiques sont aux infections puerpérales* (Académie de médecine, 31 janvier 1893).

C'est pourquoi nous n'avons pas seulement à considérer ici le régime lacté comme le meilleur traitement prophylactique de tous les phénomènes qui relèvent de l'intoxication gravidique ; mais nous devons encore reconnaître son action favorable sur *l'éclampsie*, qui n'est que l'expression ultime et la plus grave de cet empoisonnement du sang. Le traitement de choix consiste alors dans l'emploi combiné des anesthésiques, du chloroforme, du chloral, des inhalations d'oxygène, des saignées locales à la région lombaire. M. Tarnier, tout en saignant les éclamptiques au début, fait ingérer, au moyen de la sonde, une certaine quantité de lait, pour *diluer le sérum* et *diminuer sa toxicité*.

Lorsqu'on doit agir sans retard, on comprend que le lait n'ait pas le temps d'exercer son action. Cependant, s'il n'existe pas d'intolérance stomacale trop accusée, son usage est nettement indiqué en dehors des attaques convulsives, pour favoriser l'élimination des déchets dont la rétention détermine les symptômes de cet empoisonnement. Il peut même amener la guérison, concurremment avec l'administration de purgatifs drastiques, recommandée par M. Lancereaux.

En résumé, le régime lacté absolu se trouve souvent indiqué dans tous les épisodes de l'auto-intoxication gravidique. Il combat avec succès l'albuminurie des femmes enceintes et prévient sûrement l'éclampsie, s'il est appliqué rigoureusement *au moins pendant huit jours* (Tarnier), quand les urines contiennent de l'albumine. Administré dès la première apparition des menaces de toxémie, quelle qu'en soit l'expression, il dissipe les symptômes inquiétants et écarte le danger. Dans l'éclampsie déclarée, il rend enfin de signalés services pour assurer la perméabilité rénale.

Pyélites.

Un certain nombre des indications que nous avons passées en revue à l'occasion des néphrites se retrouvent également dans le cours des *pyélites*, pour lesquelles le régime lacté, tout en facilitant la sécrétion de l'urine et en diminuant la production des toxines d'origine intestinale, permet assez souvent d'écarter le danger de l'urémie. Il a, de plus, l'avantage d'influencer favorablement les lésions de l'uretère, de la vessie et de l'urèthre, qui peuvent être le point de départ des altérations ascendantes de cause microbienne qui intéressent secondairement la muqueuse des bassinets et même les reins.

Pour la pyélite et la pyélo-cystite *chroniques*, M. Jaccoud affirme que le lait et l'hydrothérapie sont encore les meilleures armes de la thérapeutique. On leur adjoindra avec avantage les préparations antiseptiques

dont l'action se localise spécialement sur les voies urinaires, telles que le salol.

Lithiase rénale.

Dans la *gravelle urique*, le lait favorise notablement
l'élimination de l'acide urique en assurant sa dissolution par l'excès d'eau que ce régime introduit dans la
circulation, et, suivant l'expression de M. Jaccoud,
quoique l'organisme contribue à produire cet acide, la
gravelle ne reparaît pas. Le régime mixte pourrait
rendre des services analogues dans les cas assez fréquents où l'alimentation lactée exclusive ne saurait
être supportée, surtout en raison de la longue durée
pendant laquelle il faudrait l'imposer aux malades.

Lorsque des *sables* uriques très fins encombrent les
canalicules du rein, le lait à fortes doses exerce alors
une action désobstruante manifeste et constitue le plus
puissant et le plus rapide moyen de conjurer les accidents d'*insuffisance urinaire*; mais, si des menaces
de colique néphrétique viennent à se produire, il est
prudent de s'abstenir d'une médication qui pourrait
entraîner la mobilisation de quelques graviers (Jaccoud) et provoquer une crise expulsive.

Dans la *gravelle alcaline*, M. Dujardin-Beaumetz
recommande l'usage du lait, concurremment avec celui
des balsamiques.

Cystites.

Le régime lacté convient à toutes les catégories de *cystites aiguës*, combiné à l'emploi des alcalins, des antiseptiques urinaires administrés à l'intérieur, des grands bains locaux et généraux, etc.

On l'a vu également mettre fin à des inflammations vésicales très tenaces, avec urines muco-purulentes, alors que les autres traitements avaient échoué. MM. Jaccoud et Debove en ont rapporté des exemples.

Johnson, dans le *Journal de médecine et de chirurgie pratique de Gand*, a rapporté en 1877 l'observation d'une jeune femme atteinte de violentes douleurs vésicales et émettant une urine acide et purulente, avec des envies d'uriner toutes les deux ou trois minutes. Aucun autre traitement ne put amener d'amélioration à cet état que la diète lactée, dont l'usage continu détermina la guérison au bout de neuf mois. La malade conserva néanmoins une tendance aux récidives qui disparaissaient après un retour de vingt-quatre heures à ce régime.

Dans deux cas de *cystite chronique*, le même auteur a obtenu le même succès, sans recourir à aucun autre médicament.

Il recommande encore le lait après l'opération de la *lithotritie* et de la *lithotomie*, pour combattre l'irritation mécanique de la muqueuse vésicale.

J'ai eu l'occasion d'employer le même régime dans le cours des nombreuses affections de vessie qu'on observe chez les vieillards ; et, en dehors des cas précités, je l'ai vu réussir ordinairement lorsqu'en plus de ces symptômes locaux venaient à se développer des manifestations *fébriles*, se traduisant par l'élévation de la température, la sécheresse de la langue, une tendance manifeste à la *diarrhée*, du subdélire et des poussées *dyspnéiques* atténuées, survenant sans que le taux des urines fût notablement diminué. Le lait m'a toujours paru, dans ces cas de modalités si variées en clinique, amener une véritable détente et dissiper à la fois les phénomènes dyspnéiques et les troubles concomitants du tube digestif, tout en permettant aux malades de lutter contre la dénutrition rapide qui se termine souvent par la mort.

Les phénomènes douloureux de la *cystalgie*, s'accompagnant de mictions fréquentes, sans modification des urines, peuvent aussi disparaitre sous la seule influence de ce régime (Jonhson).

Des succès analogues ont été signalés dans la *blennorrhagie aiguë* (Jaccoud, Winternitz).

LE RÉGIME LACTÉ APRÈS LES GRANDES OPÉRATIONS CHIRURGICALES

Après cet exposé, je crois utile d'esquisser quelques considérations sommaires au sujet de l'emploi, chez les blessés ou à la suite des grandes opérations chirurgicales, du lait comme agent d'élimination des toxines et de l'urée.

Un certain nombre de chirurgiens tiennent à alimenter leurs opérés, d'autres leur imposent une diète complète de quelques jours.

Il semble très important de tenir compte, en pareille circonstance, de l'état antérieur de perméabilité des reins et du chiffre de l'urée contenue dans les urines ; d'autre part, un facteur qu'on ne saurait négliger, c'est l'emploi des anesthésiques, et en particulier du chloroforme, au cours de l'opération ; enfin, les symptômes qui traduisent à la fois l'insuffisance des fonctions rénales et la torpeur hépatique après l'intervention chirurgicale, constitueront par eux-mêmes des indications qui seront le point de départ de la prescription de moyens diététiques variables suivant les cas.

Dans les discussions qui viennent d'avoir lieu à la Société de Chirurgie, M. Lucas-Championnière a démontré que le taux de l'urée s'abaissait dans les urines à la suite des opérations et se relevait brusquement, sous forme de débâcle, quand la guérison devait survenir. Il semble donc bien indiqué de rechercher à provoquer cette décharge d'urée en augmentant la diurèse et en alimentant les opérés au moyen du lait.

D'un autre côté, nombre de ces malades qui ont subi l'action du chloroforme présentent un certain degré d'intolérance stomacale, que de petites quantités de lait glacé arrivent souvent à faire disparaître. Et, si l'on admet que la diminution de l'urée excrétée se trouve sous la dépendance de l'action nocive qu'exerce le chloroforme sur les cellules hépatiques (Reynier), le lait semble encore le seul aliment susceptible de rendre véritablement service aux opérés pour répondre aux diverses indications créées par un début d'insuffisance fonctionnelle du foie. Il y a toujours intérêt, en pareil cas, à favoriser la sécrétion urinaire et à donner, suivant la pratique de mon excellent maître M. Nicaise de petites quantités de lait, additionné d'eau ordinaire ou d'eau de Vichy pendant deux ou trois jours. Cependant, pour les grandes opérations, M. Lucas-Championnière ne commence à faire prendre un peu de lait que vers le troisième jour, et préconise la diète et les purgatifs après l'intervention chirurgicale, autant pour combattre l'encombrement des reins par la grande élimination d'urée qui se produit dans les cas favorables, que pour éviter l'élévation de température qui suit généralement toute alimentation intempestive. Mais les succès obtenus par M. Nicaise montrent qu'il est souvent utile, en pareil cas, de faire ingérer un lait plus ou moins alcalinisé pendant quarante-huit heures.

Une autre question, soulevée dans la même discussion, nous enseigne encore à quelle indication essentielle peut répondre le régime lacté dans les maladies de la cavité abdominale, susceptibles d'être traitées par une opération chirurgicale.

Le taux de l'urée peut s'abaisser considérablement non seulement en cas de cancers viscéraux, mais au cours de lésions essentiellement bénignes des ovaires et des annexes. Et, s'il existe un certain degré d'ascite, l'alimentation lactée et le repos amènent une véritable détente qui coïncide presque toujours avec l'augmentation de la diurèse, généralement très diminuée. Cette influence du lait se retrouve également au sujet de l'élimination de l'urée, car M. Lucas-Championnière affirme qu'il a noté des abaissements de son chiffre total à 6, 5 et 4 grammes par vingt-quatre heures chez des femmes qui se nourrissaient très largement, et que, d'autre part, on voyait remonter rapidement le taux de cette substance à 8 et 10 grammes sous l'influence du régime lacté.

Il n'est pas indifférent de se rappeler que, parallèlement à cette alimentation exclusive, on doit chercher à combattre la douleur, souvent très violente dans les lésions ovariennes même les plus bénignes et qui possède par elle-même une action des plus évidentes sur l'abaissement de l'excrétion de l'urée (Société de Chirurgie, 19 et 26 juillet 1893).

On le prescrit alors aux doses de 3 à 4 litres par jour, fractionnés d'heure en heure, à l'exclusion de tout autre aliment, pour le suspendre seulement plusieurs jours après la disparition de tout signe inquiétant.

LE RÉGIME LACTÉ DANS LES MALADIES DU FOIE

Le *régime lacté* donne de bons résultats dans la plupart des maladies du foie, combiné aux autres moyens thérapeutiques employés pour répondre aux multiples indications dont elles sont l'objet.

Tout en assurant à l'estomac et à l'intestin un repos relatif, il évite d'imposer à la circulation hépatique des alternatives de congestion et de déplétion qui sont la suite de l'absorption des autres substances alimentaires, surtout lorsqu'on a soin de le faire ingérer à des intervalles assez rapprochés par petites quantités à la fois. Dans la plupart des cas où la sécrétion biliaire est diminuée ou altérée, il subit l'élaboration digestive en fournissant peu de résidus et, par conséquent, en restreignant notablement la source des produits toxiques résultant des fermentations alimentaires ; on a tout avantage à le prescrire alors dépouillé des matières grasses qui se retrouvent généralement au milieu des selles blanches ou grisâtres qui caractérisent ces états morbides, combiné aux subst nces antiseptiques dont l'action élective se produit surtout dans le tube intestinal ; il diminue la formation et la résorption des toxines qui s'accomplissent le long de son parcours, en même temps qu'il semble faciliter au foie l'accomplissement de son rôle si remarquable vis-à-vis des mêmes substances, qu'il arrête ou qu'il détruit, lorsque ses cellules ne sont pas altérées et que leurs fonctions glycogéniques se poursuivent régulièrement. On sait, en effet, depuis les travaux de M. Roger, que la résistance opposée par le foie à tous les poisons se mesure assez exactement aux différentes modalités de la substance glycogène que l'on trouve dans son parenchyme et à l'élaboration que doivent lui faire subir les cellules hépatiques. Aussi comprend-on parfaitement que les produits toxiques qui ne sont pas annihilés au niveau du foie viennent se jeter dans la veine cave supérieure, pour infecter ensuite toute l'économie.

Il en résulte donc une hypertoxicité notable du sérum sanguin, dont les dangers se trouvent généralement atténués par l'accomplissement régulier de la dépuration urinaire. Nous verrons avec quelle sollicitude on doit s'attacher à maintenir la sécrétion rénale pour arrêter la production des accidents qui relèvent de l'insuffisance hépatique. Ce qu'il est important de retenir, c'est qu'on rencontre dans presque toutes les maladies du foie une hypertoxicité très accentuée des urines, et que cette propriété s'amoindrit singulièrement dès qu'on soumet les malades au régime lacté exclusif ainsi qu'à l'antisepsie intestinale. Et, comme ce régime agit en même temps comme diurétique, on voit qu'il répond à la fois à la nécessité d'abaisser le coefficient uro-toxique et d'augmenter l'élimination des substances nocives qui surchargent le sérum sanguin.

Congestion du foie et hépatites aiguës.

C'est principalement dans les processus aigus qu'on le prescrit, et, lorsqu'on retrouve l'ensemble des symptômes de la *congestion* de cet organe, il contribue dans une large mesure à hâter la guérison. Mais son indication, d'après les considérations précédentes, se pose dans toutes les affections du foie, qui peuvent, à un moment donné, se compliquer d'une infection surajoutée, quand elles ne sont pas déjà sous la dépendance de cette dernière.

On se trouvera donc bien d'y recourir dans les poussées *congestives* d'origine multiple et qui surviennent si souvent à la suite des excès alimentaires ; et si ces phénomènes fluxionnaires ont de la tendance à se reproduire, le régime absolu s'imposera avec d'autant plus de rigueur que leur répétition peut être un des signes avant-coureurs des diverses cirrhoses pour lesquelles nous allons montrer que le lait, combiné aux iodures alcalins, constitue l'une des meilleures médications.

Toutes les fois que la glande hépatique participera aux phénomènes d'une intoxication prenant naissance dans l'organisme ou venant de l'extérieur, on se trouvera dans la nécessité d'assurer la nutrition des malades, et le meilleur, le seul aliment à leur donner, dans les conditions défectueuses de tout le tube digestif qui se rencontrent en pareil cas, c'est le lait prescrit aux doses que j'ai déjà décrites. Et, comme cet aliment restreint la toxicité des urines et facilite la diurèse, on comprend à quelles nombreuses applicacations il est susceptible de s'adapter, suivant les exigences de la pratique, dans les cas si variés où l'on constate, avec un foie plus ou moins tuméfié, le cortège des symptômes d'une infection plus ou moins accentuée. Aussi ne saurait-on s'étonner des nombreux succès qui lui reviennent, lorsqu'on peut le faire tolérer et qu'on évite de le donner à doses massives, lesquelles, par le fait d'une indigestion provoquée, ne sauraient qu'augmenter les accidents qu'on doit combattre.

Cette action du régime lacté dans les *maladies aiguës* du foie rendra de signalés services dans les pays chauds, où les différentes indications que je viens de résumer pourront être remplies au moyen du lait stérilisé à des températures élevées, s'il est bien démontré qu'il est capable de supporter un transport à longue distance et de se conserver sans altérations pendant plusieurs mois. C'est dans ces conditions qu'on a le plus à lutter contre les infections hépatiques d'origine variée, et la possibilité de prescrire un bon lait aseptisé paraît devoir diminuer la fréquence avec laquelle se rencontrent les divers processus aigus qui intéressent le foie dans les contrées où règnent la dysenterie, les fièvres bilieuses et où l'impaludisme domine si souvent la plupart des manifestations morbides de la pathologie exotique.

L'action favorable de l'alimentation lactée ne s'exerce pas seulement dans le cours des maladies aiguës du foie, car nous la retrouvons tout aussi marquée dans presque toutes les affections *chroniques* de cet organe, pour lesquelles elle recule l'échéance des accidents ultimes de l'auto-intoxication consécutive à l'insuffisance hépatique. M. Surmont s'est assuré que la toxicité des urines augmente notablement dans les cirrhoses, dans la tuberculose subaiguë de Hanot et Gilbert, dans certains ictères chroniques, dans le cancer, et il a constaté que l'absorption du lait réduit considérablement le coefficient uro-toxique, quand on le combine à l'antisepsie intestinale chez les malades qui présentent ces diverses altérations du foie. Mais ce ne sont pas là les seuls avantages qu'il présente, ainsi qu'on va s'en rendre compte en analysant ses excellents résultats dans le traitement des différentes variétés de *cirrhoses*.

En effet, dans le cadre des affections hépatiques, le lait donne d'excellents résultats dans les cirrhoses avec ascite et dans les œdèmes pré-ascitiques qui s'observent à la période initiale de cette maladie. Il s'applique également aux cas si variés dans lesquels l'insuffisance du foie contribue à provoquer des symptômes d'auto-intoxication.

Cirrhoses veineuses.

Son emploi dans les *cirrhoses*, indiqué par Chrestien, Karell et Pécholier, a surtout été préconisé et vulgarisé par Semmola qui faisait connaître au congrès d'Amsterdam vingt cas de guérison d'ascite cirrhotique par l'emploi combiné du lait et de l'iodure de potassium. Ses prévisions se sont largement confirmées depuis, et l'an dernier, à la Société médicale britannique, il divisait, au point de vue du traitement, les ascites en deux classes, suivant que les lésions du foie opposent un obstacle invincible à la circulation porte (ascites incurables), ou qu'il n'existe que des troubles fonctionnels de la circulation hépatique (ascites curables).

Dans les cas mixtes et douteux, le régime lacté

employé à titre d'essai lui a même paru préférable à tous les autres traitements.

En France, M. Millard, dans plusieurs communications à la Société médicale des Hôpitaux, s'est déclaré partisan convaincu du régime lacté dans les *cirrhoses avec ascite*.

En 1888, il rapporte trois faits de guérison survenus chez des malades qui présentaient des symptômes généraux graves et qui ne conservèrent qu'une légère tuméfaction du foie.

Revenant, l'an dernier, sur ce mode de traitement, il cite un nouveau succès qu'il attribue, comme les précédents, à l'institution du régime lacté dans la phase d'*hypertrophie simple* de la maladie, alors que les altérations du tissu conjonctif qui mettent obstacle à la circulation porte sont encore susceptibles de régression. Au bout de huit jours, l'ascite avait disparu, le foie et la rate s'étaient notablement réduits de volume, et cinq mois plus tard le malade pouvait être considéré comme guéri.

En se basant sur ces observations, M. Millard affirme que la condition essentielle de réussite de cette double intervention du lait et de l'iodure de potassium repose surtout sur l'application du traitement dès l'apparition des premiers accidents qui peuvent mettre sur la voie du diagnostic. Il faut savoir dépister la maladie, sous peine de n'intervenir qu'à cette période où, malgré les bons résultats que je vais

énumérer, la cure lactée et iodurée devient insuffisante pour empêcher la reproduction de l'ascite.

D'après M. Lancereaux, l'amélioration se dessine
au bout de vingt ou trente jours ; les urines sont plus
abondantes et perdent leur caractère briqueté, les
œdèmes et l'ascite se dissipent, en même temps que
s'effacent les dilatations veineuses et qu'on constate,
avec la réduction du météorisme, la rétraction graduelle de la rate. Les fonctions digestives se réta-
blissent, et la reprise des forces ainsi que le relèvement de la nutrition succèdent à cet état de faiblesse
et d'émaciation qu'entraîne si rapidement la cirrhose
de Laënnec. Et l'on constate une guérison qui survient entre six semaines et quatre ou cinq mois, et
dont le maintien dépend surtout de la persévérance
dans la continuation du même régime et dans
l'abstention absolue de tout liquide alcoolique, surtout lorsque l'alcool est la cause déterminante la
plus probable du processus conjonctif.

C'est du reste à cette conclusion que se sont rangés
MM. Huchard et Jaccoud. Mais ils ont reconnu, de
plus, qu'en cas d'*épanchement abondant,* le régime
lacté reste à peu près sans effet et peut même entraîner des *inconvénients,* car l'absorption du lait se trouve
entravée par la compression des veines et des chyli-
fères de l'intestin. Il faut donc, au cas où la sécrétion
urinaire reste rare, sans aucune modification, chercher
à provoquer d'abondantes pertes séreuses par la

muqueuse intestinale ; et l'on peut voir l'action favorable du traitement lacté se dessiner ensuite d'une façon très appréciable. Mais celle-ci survient presque immédiatement, si l'on évacue par la paracentèse la plus grande partie du liquide ; on observe alors de réels succès. Toutefois, si l'ascite se reproduit rapidement, on voit souvent échouer le régime lacté, qui n'en conserve pas moins tous ses avantages au point de vue de la nutrition et pour écarter l'imminence d'une auto-intoxication, à condition qu'il soit bien toléré et qu'on s'oppose aux troubles digestifs coïncidant parfois avec la continuité de son absorption.

Indépendamment de cette action remarquable que produit ce régime dans les *premières étapes* des cirrhoses veineuses, l'administration du lait exerce une influence favorable à la *période d'état* de la maladie. En augmentant la diurèse, il tend à diminuer l'ascite et à maintenir le taux des urines au chiffre normal ; il constitue, de plus, le meilleur moyen de s'opposer aux troubles si graves qui peuvent surgir au fur et à mesure que les cellules hépatiques viennent à participer au processus morbide. Aussi le verrons-nous s'adapter merveilleusement à la prophylaxie comme au traitement de ces troubles, dont la plupart relèvent d'une véritable auto-intoxication et dont la cause première est sous la dépendance de l'*insuffisance hépatique*. Par son action sur le tube digestif, il permet de combattre efficacement la dyspepsie si tenace qui s'observe au cours de cette maladie, et, lorsqu'on a soin d'éviter la constipation, on le voit, quand il est bien toléré, suffire aux besoins de la nutrition et retarder l'échéance fatale de l'émaciation et du marasme. Aussi pouvons-nous dire que, dans la cirrhose atrophique, comme dans les autres maladies du foie, le régime lacté, combiné à l'antisepsie intestinale, diminue l'intoxication générale de l'organisme en réduisant le coefficient urotoxique; il facilite la résistance du foie aux poisons intestinaux, en même temps qu'il assure et maintient le bon fonctionnement du filtre rénal.

Chez l'*enfant*, on voit coïncider parfois l'ascite, les dilatations veineuses de la paroi abdominale, avec un léger degré de gonflement du foie et de la rate et quelques troubles gastro-intestinaux ; cet ensemble morbide, qui paraît relever, dans la plupart des cas, d'une *cirrhose veineuse*, se modifie très favorablement par l'emploi du régime lacté, combiné soit avec l'iodure de potassium, soit avec le calomel; j'en ai observé et publié plusieurs cas bien probants.

Huchard conseille de prescrire 3 litres à 3 litres et demi de lait par jour, qui sera absorbé par fractions de 100 grammes toutes les heures avec une grande lenteur, chaque dose devant être ingérée par petites gorgées dans un laps de temps d'un quart d'heure environ ; on évite par ce moyen la formation dans l'estomac d'un vaste coagulum, qui, dans la plupart des cas, devient, chez ces malades, le point de départ des sensations anormales qu'ils accusent.

Le lait sera pris cru, de préférence stérilisé et légèrement tiédi, associé à de l'eau de chaux ou à de l'eau de Vals ou de Vichy, suivant les indications. On interrompra de temps à autre ce régime exclusif, quand, au bout de plusieurs mois, on en aura reconnu les bons résultats, et on lui substituera un régime mixte, dans lequel le laitage sera largement représenté ; et l'on reprendra la cure lactée absolue toutes les fois qu'on craindra le retour des accidents qui s'étaient dissipés antérieurement.

Cirrhoses biliaires.

Les *cirrhoses biliaires*, malgré l'absence de l'épanchement abdominal, n'en retirent pas moins un bénéfice réel de l'administration du lait, puisque M. Jaccoud lui doit des survies de cinq ans et plus chez des malades atteints de cirrhose hypertrophique. Les chances de succès sont alors subordonnées aux modifications imprimées à la sécrétion rénale.

On doit l'ordonner pendant trois ou quatre semaines, et, s'il n'amène pas de diurèse, la réussite sera très problématique. Néanmoins, ce régime restera quand même indiqué pour combattre les symptômes de l'insuffisance hépatique, comme dans toutes les affections qui retentissent à un moment donné sur le fonctionnement des cellules du *foie*.

LE RÉGIME LACTÉ DANS L'INSUFFISANCE HÉPATIQUE ET L'ICTÈRE GRAVE

Nous avons déjà vu précédemment que les fonctions multiples dévolues aux cellules du foie se trouvent fréquemment modifiées par suite des altérations susceptibles d'intéresser, à des titres si divers, la glande hépatique. Ce sont, en effet, les cellules de cet organe qui président à la formation de la *bile*, comme le prouvent les recherches les plus récentes, ainsi qu'à la *glycogénie*, dont les relations avec la *biligénie* sont nettement démontrées. L'uropoièse est solidaire de cette dernière, et, comme l'a montré M. Roger, l'action du foie sur les *substances toxiques* est intimement liée au fonctionnement de la *glycogénie*. C'est pourquoi, dans un grand nombre de processus intéressant le foie, on peut aujourd'hui reconnaître l'existence de plusieurs symptômes dont la juxtaposition constitue le syndrome de l'*insuffisance hépatique*, qui se présente souvent sous les allures de l'*urémie* ou se termine par tout le cortège des accidents appartenant à l'*ictère grave*. Frappé dans ses fonctions essentielles, le foie devient incapable d'arrêter et de transformer les substances toxiques élaborées dans le tube digestif ou provenant du mouvement de désassimilation et qui passent alors dans l'urine, dont la *toxicité* se trouve considérablement *accrue*. En même temps apparaît la *glycosurie alimentaire* après les repas, et l'on peut reconnaître la présence de l'*urobiline*, ce pigment du foie malade, tandis que la *diminution du chiffre de l'urée* et l'*albuminurie non rénale* viennent traduire l'inertie de la cellule hépatique vis-à-vis des substances azotées de l'organisme.

Dans ce premier degré d'insuffisance, la perméabilité du rein, l'élimination complète des déchets et des toxines, servent de sauvegarde à l'économie contre une auto-intoxication menaçante. Et l'on comprend comment, en pareil cas, le régime lacté exclusif permet d'écarter le danger par les indications qu'il est capable de remplir. Il ne s'agit plus seulement d'une simple action diurétique, car, en même temps qu'il augmente la sécrétion rénale, le lait diminue la toxicité des urines, surtout dans le cours de la plupart des maladies du foie (Roger, Surmont).

Il permet en même temps d'alimenter les malades et d'enrayer les funestes effets de la diète sur la glycogénie, qu'il favorise directement en fournissant un sucre transformable en glycogène. Aussi, tout en facilitant l'élimination rénale des toxines, diminue-t-il les chances d'une auto-intoxication. On doit donc le prescrire dans les états pathologiques où l'on constate les signes directs que j'ai énumérés et qui sont la preuve évidente des perturbations apportées au fonctionnement des cellules hépatiques.

A plus forte raison, son usage s'imposera-t-il si le rein devient incapable de suppléer au rôle du foie et d'expulser la surcharge des déchets et des toxines qui viennent encombrer la circulation quand la barrière hépatique n'est plus en mesure de les arrêter ou de les détruire.

C'est alors qu'aux symptômes de l'insuffisance proprement dite s'ajoute une série de phénomènes morbides dont la plupart trouvent leur explication dans le développement de l'*imperméabilité rénale*. Et le lait, qui tout à l'heure *combattait* l'insuffisance hépatique, tout en *prévenant* l'insuffisance rénale, devient encore le meilleur médicament pour s'opposer à la marche parallèle de ces deux insuffisances quand leurs effets se cumulent et qu'il faut instituer un traitement visant simultanément le *rein* et le *foie*.

Aussi devra-t-on le prescrire combiné aux antiseptiques intestinaux toutes les fois qu'aux signes tirés de l'examen des urines et qui démontrent l'état de souffrance des cellules hépatiques, s'ajoutera le tableau d'une *auto-intoxication* véritable, dont les grandes lignes se rapportent à des symptômes *nerveux* et *hémorrhagiques* évoluant au milieu d'un *état adynamique* qui peut se terminer rapidement par la mort.

Il en sera de même quand ce même cortège symptomatique s'accompagnera d'*ictère* et donnera lieu au syndrome de l'*ictère grave*, pour le traitement duquel le régime lacté se trouve formellement indiqué, comme nous allons le voir dans le paragraphe suivant.

Ictère grave.

L'*ictère grave primitif*, d'origine infectieuse, et celui qui survient à la suite des altérations du foie, *ictère grave secondaire*, ont pour caractères communs les phénomènes morbides qui relèvent de l'*insuffisance hépatique*, auxquels viennent se joindre souvent ceux de l'*insuffisance rénale* avec tous les symptômes de l'*urémie*. Le lait répond alors aux différentes indications énumérées dans le paragraphe précédent, et, lorsque son action doit être favorable, elle se traduit alors par l'apparition d'une véritable *crise urinaire* qu'on a notée dans les cas terminés par la guérison, circonstance bien mise en lumière par M. Bouchard dans une observation datant de 1877, et sur laquelle j'ai insisté dans un travail spécial. Tout en préparant et en favorisant cette débâcle d'urine et d'urée, le régime lacté maintient la perméabilité des reins dont Vulpian et Decaudin avaient apprécié le rôle capital, et il restreint, par le mécanisme que nous avons esquissé, les causes d'auto-intoxication, tout en s'adressant à la fonction glycogénique du foie, dont les troubles et l'arrêt ont une influence si considérable sur la transformation et la rétention des toxines et des poisons. La part prépondérante dans ces effets du régime lacté revient au maintien de l'intégrité de la dépuration rénale ainsi qu'à l'action nettement définie sur la toxicité des urines, qu'il atténue d'une façon très marquée dans la plupart des cas où se révèle l'insuffisance hépatique qui donne lieu par elle-même à l'accroissement de la toxicité du liquide urinaire.

Le lait permet de soutenir l'action des reins, qui sont alors le plus souvent altérés, de sorte qu'il s'adresse à la fois aux lésions hépatiques et aux lésions rénales, dont il peut à lui seul enrayer les dangers.

Il existe, en effet, plusieurs exemples, dans lesquels la symptomatologie de l'*ictère grave* ne pouvant être mise en doute, la guérison est survenue à la suite du régime lacté exclusif. Tel est le cas de M. Bouchard, dans lequel, au cours d'une *atrophie jaune aiguë*, l'administration du lait provoqua la polyurie et le relèvement au taux normal du chiffre des matières extractives qui s'était abaissé à 8 gr. 5 par litre, circonstance qu'on retrouve dans plusieurs observations de guérison qui sont relativement assez rares.

L'indication capitale du traitement consiste donc à veiller sur le maintien de la sécrétion des reins, et surtout à provoquer la *polyurie critique*, tout en cherchant à restreindre la *toxémie* dont le point de départ réside dans les troubles apportés aux fonctions des cellules hépatiques. Or, le régime lacté exclusif, administré comme je l'ai indiqué pour obvier aux dangers de l'insuffisance rénale, c'est-à-dire aux doses de 3 litres en moyenne, par tasses espacées d'heure en heure, absorbées très lentement, permettra le plus souvent de remplir cette indication dans le cours des ictères graves d'origine *infectieuse*.

Dans l'*ictère grave secondaire*, il constitue le régime de choix pour combattre la toxémie qu'engendrent les lésions préexistantes du foie dès que celles-ci viennent à intéresser plus ou moins profondément les cellules hépatiques; il permet d'obtenir, sans aucune irritation de l'organe, une diurèse dont l'intégrité représente l'office d'une véritable soupape de sûreté.

Enfin, le même régime, non moins indiqué dans les *ictères graves toxiques*, où les cellules de l'organe sont frappées d'emblée, trouvera ses applications dans les différents empoisonnements qui portent de préférence leur action sur le foie, tels que ceux qui sont provoqués par l'alcool, l'arsenic et surtout par le *phosphore*, pour lesquels, ainsi que nous l'avons déjà vu, le lait constitue, de plus, la seule alimentation que puissent tolérer les malades en cas de *gastrite sur-aiguë*. En ce qui concerne le *phosphorisme aigu*, la contre-indication du lait dès le début des accidents me paraît très nette, en raison du danger d'augmenter l'absorption du phosphore par son mélange à des matières grasses. Il faut alors administrer de l'essence de térébenthine et n'instituer le régime lacté qu'autant qu'on n'a plus à craindre la présence dans le tube digestif d'une certaine quantité de poison n'ayant pas subi l'action de la térébenthine.

LE LAIT DANS LES MALADIES INFECTIEUSES

Dans le cours des *maladies infectieuses*, on conseille aujourd'hui le lait par petites quantités, bien moins pour répondre à un besoin d'alimentation très notablement restreint par la diminution de la sécrétion des sucs digestifs, que pour assurer la diurèse ou favoriser l'élimination des toxines qui s'accumulent dans le sang, et écarter les dangers de l'insuffisance hépatique et rénale. Il est, en tout cas, bien supérieur au bouillon et c'est certainement l'un des aliments le plus susceptibles d'être assimilés en raison des doses fractionnées auxquelles on le prescrit. Il a, de plus, le grand avantage de fournir très peu de résidus et de restreindre les causes d'intoxication susceptibles de prendre naissance dans le tube intestinal.

Un certain nombre de médecins l'ont employé exclusivement dans le traitement des *pyrexies*, et l'on compte à son actif quelques succès bien établis chez des typhiques, pour lesquels il aurait abrégé la durée et la convalescence de la maladie. On l'a même préconisé dans les *fièvres palustres*, pour lesquelles il éussirait non seulement contre les phénomènesi rhydropiques et dans les cas invétérés, mais auss pour arrêter des *accès fébriles* rebelles au sulfate de quinine (Karell).

On le donnera plus particulièrement *écrémé* lorsque l'on supposera, comme dans la *fièvre typhoïde*, que les voies d'absorption des corps gras sont plus ou moins intéressées par le processus morbide.

Dans le cours des *fièvres éruptives*, le lait répond aux besoins de la nutrition et facilite la sécrétion urinaire, dont le maintien est indispensable à l'élimination des toxines microbiennes. Il a, de plus, l'avantage de n'imposer aucun travail exagéré au parenchyme rénal, et, à tous ces titres, il exerce une action salutaire au point de vue des complications qui peuvent surgir de ce côté. On aura donc à le recommander principalement au cours de la *variole* et de la *scarlatine* comme moyen préventif des néphrites ; et, si celles-ci viennent à se déclarer, le régime lacté exclusif constituera le meilleur moyen de traitement, appliqué suivant les données que j'ai exposées au chapitre des inflammations du rein.

·Dans toutes les autres maladies infectieuses où l'on doit prescrire une alimentation réparatrice, tout en veillant constamment sur la sécrétion urinaire dont on cherchera toujours à exciter le fonctionnement, le lait sera de tous les médicaments celui qui remplira le mieux cette double indication, à laquelle il s'adaptera avec d'autant plus de succès que le processus microbien aura plus de tendances à se localiser du côté des reins. C'est ce qu'on observera dans les *angines infectieuses*, dans la *diphtérie* et dans toutes les manifestations dues aux *streptocoques* ou aux *pneumocoques*, quelles que soient leurs expressions symptomatiques.

Influenza. — Dans ce cadre des maladies infectieuses, la *grippe* est une de celles qui réclament le plus un régime réparateur pendant la période fébrile, pour lutter contre cette *asthénie* souvent si profonde qui s'est montrée dans le cours des épidémies récentes. Et, dans bien des cas, en raison de l'*inappétence* et de l'*intolérance stomacale*, le lait est le seul aliment qu'on puisse faire ingérer aux malades. Je l'ai trouvé d'autant plus indiqué que, chez de nombreux sujets, j'ai vu cette fièvre infectieuse entraîner dès ses débuts une véritable *congestion rénale*, une diminution des urines et une transsudation plus ou moins accusée de l'albumine; mais, même en l'absence de cette dernière, j'ai noté, dans la majeure partie des cas, un abaissement considérable du taux de la sécrétion urinaire qui pouvait même faire défaut pendant le premier et même le second jour. Et ces poussées *néphritiques* ont presque toujours coïncidé avec des crises de dyspnée, qui disparaissaient parallèlement au rétablissement de la perméabilité des reins.

Or, aucune autre médication ne semble mieux appropriée à écarter ces symptômes menaçants que le régime lacté; de fait, il m'a donné des résultats qu'aucune autre médication ne m'a permis d'obtenir. En le combinant au sulfate de quinine, pour combattre la fièvre, à la caféine pour relever l'énergie du muscle cardiaque, on évitera l'explosion des signes de l'*insuffisance urinaire*, qui cèdent le plus souvent à l'administration exclusive de ce régime et qui sont même. exceptionnels lorsqu'on le prescrit au début de la maladie.

Les mêmes considérations s'appliquent au traitement des *pneumonies grippales*, ainsi que l'a du reste fort bien établi M. Huchard, et aux *pleurésies* de même origine, dans lesquelles le lait amène une résolution rapide de l'épanchement, proportionnelle à l'abondance de la diurèse provoquée par cette médication.

Convalescences.

C'est surtout dans les *convalescences* des fièvres, et en particulier de la *dothiénentérie*, que le *régime lacté* trouve une de ses plus utiles applications. On le donnera à doses fractionnées, et, chez les *typhiques*, l'emploi du lait *écrémé* doit être préféré au début de cette période, attendu, comme l'a montré Debove, que le passage des corps gras à travers les ganglions mésentériques, après leur absorption par les lymphatiques de l'intestin, semble à peu près impossible en raison des altérations que subissent ces ganglions à la période d'état.

Le seul inconvénient de ce régime est d'entraîner un certain degré de constipation, qu'il faut éviter à tout prix pour empêcher la *rupture d'ulcérations* qui peuvent être encore faciles à déchirer sous le moindre effort ; on lui associera quelques laxatifs doux, qui suffiront d'ordinaire à prévenir la stagnation des matières dans le tube intestinal.

Tuberculose pulmonaire.

Employé de tout temps chez les poitrinaires, le régime lacté a trouvé successivement d'enthousiastes partisans et d'énergiques détracteurs. Recommandé par Hippocrate, Arétée (de Cappadoce), Cœlius Aurelianus, etc., il était en usage du temps de Pline, où les phtisiques allaient faire des cures en Arcadie ; Galien envoyait ces mêmes malades à Stabies, près du Vésuve, d'où ils revenaient en bonne santé.

Cette méthode thérapeutique, mise également en œuvre pendant la période moderne, reçut une vive impulsion à la suite de la vulgarisation de la cure par le lait d'ânesse, dont Hoffmann faisait connaître les merveilleux succès en 1724. Elle se généralisa depuis lors, et la prescription du lait se releva du discrédit où l'avaient jetée les craintes exprimées antérieurement sur les dangers hypothétiques de sa coagulation.

Mais on comprend que les notions sur les résultats

de ce traitement devaient se ressentir de l'insuffisance
des connaissances anatomo-pathologiques et cliniques
sur la phtisie pulmonaire. La seule règle concernant
ses indications et ses contre-indications remontait à
Hippocrate, dont on suivait fidèlement le conseil de
ne pas donner le lait, en pareil cas, s'il existe une
fièvre trop violente, et, jusqu'à la période contempo-
raine, on considéra constamment l'état fébrile comme
une contre-indication à peu près absolue à l'absorption de ce liquide.

Stoll traduisait nettement ce précepte en quelques
lignes, lorsqu'il disait : *Lac febricitantibus, ad quos
nostri quoque phthysici pertinent, teste Hippocrate et
experientiâ non convenit.* Et, se basant sur les dangers
de faire ingérer la caséine en pareil cas, il regarde le
lait comme trompant à la fois l'espoir des médecins
et des malades atteints de phtisie.

Depuis les travaux de Laënnec, le diagnostic de la
tuberculose pulmonaire, appuyé sur l'auscultation,
vint montrer qu'elle était susceptible de guérison, ou
du moins de subir un tel arrêt dans son évolution
qu'il équivalait à un retour définitif de la santé. Aussi,
les observations recueillies depuis cette époque pourraient seules permettre de se faire une opinion assez
exacte sur la valeur de ce traitement. Leur nombre
est malheureusement très restreint et, d'autre part,
les cures de petit-lait, de laits fermentés, koumys,
képhyr, ont pour ainsi dire accaparé l'attention du

public médical. Mais il est facile de reconnaître qu'à côté de l'action des climats, de la cure d'air, dont l'utilité ne peut être discutée, l'ensemble de ces faits apporte un appoint sérieux à la valeur nutritive et curative du lait chez les phtisiques.

J'emprunte à Laënnec lui-même le récit d'un cas de guérison qui mérite d'être bien connu. Une jeune dame vint à Paris dans le dessein d'y chercher des secours contre une maladie pour laquelle elle avait déjà employé un grand nombre de remèdes en province. M. Récamier et moi fûmes consultés par elle. Elle présentait tous les signes de la phtisie pulmonaire : toux fréquente, crachats puriformes, amaigrissement considérable, fièvre hectique, sueurs nocturnes. Plusieurs glandes lymphatiques du cou étaient dures et tuméfiées. A ces symptômes se joignait, depuis quelques jours, une diarrhée assez forte. Nous conseillâmes quelques astringents, les bains sulfureux et l'usage *du lait d'ânesse*. Ces moyens furent suivis d'un succès tellement prompt, qu'au bout de deux mois les forces, l'embonpoint et la fraîcheur étaient revenus ce qu'ils étaient avant la maladie. La toux avait tout à fait disparu, le volume des glandes cervicales avait diminué de moitié, et la malade retourna chez elle dans un état de santé parfait (*De l'auscultation médiate*, 1ʳᵉ édition, t. I, p. 104, 1819).

Cette observation si concluante cadre avec nombre de faits recueillis dans ces dernières années et de

l'analyse desquels il résulte que le régime lacté, quels
qu'en soient les modes d'application, amène chez les
tuberculeux une grande amélioration, dans des conditions qu'il s'agit de bien préciser. Mais trop souvent
la maladie ne subit qu'un temps de suspension parfois
assez long, dont le bénéfice n'en est pas moins très
important à signaler. C'est, du reste, ce qui arriva chez
la malade de Laënnec, qui passa très bien l'hiver, à la
fin duquel reparurent des symptômes de la phtisie,
qui finit par l'emporter. On doit cependant reconnaître que, soit à l'état naturel, soit sous forme de laits
fermentés ou bien encore de laits chlorurés, iodurés,
phosphatés, etc., qui présentent les mêmes effets sur
la nutrition, cette alimentation a souvent donné des
résultats inespérés.

Le lait fait partie du régime mixte, de la *suralimentation* par la sonde au moyen de laquelle on introduit
dans l'estomac des phtisiques, généralement deux fois
par jour, un litre de ce liquide, des œufs et de la
viande crue. Je me borne à rappeler ici les succès
sans nombre obtenus chez ces malades par cette
méthode découverte et vulgarisée par mon maître
Debove, et qui survit à tant d'essais thérapeutiques
imaginés dans le but de poursuivre l'infection bacil-
laire. Et, comme le faisait remarquer M. Dujardin-
Beaumetz, en analysant, en 1881, les différents cas dans
lesquels il venait d'appliquer la suralimentation,
lorsqu'on étudie attentivement et comparativement la

thérapeutique de la phtisie pulmonaire, on voit qu'elle se résume le plus ordinairement à la solution d'un problème de *nutrition*. Il faut donc alimenter les tuberculeux, et le lait constitue pour eux une ressource précieuse, soit qu'ils le prennent au moment des repas, soit qu'on l'introduise directement dans l'estomac, quand le dégoût, l'anorexie, viennent à imposer l'usage de la sonde et qu'on l'administre en quantités suffisantes.

En dehors de ces circonstances, il faut souvent recourir au régime *lacté absolu* pour répondre à des indications dont j'esquisserai les plus saillantes. C'est ainsi qu'il permet de combattre les états *dyspeptiques* qui se développent chez les malades qui ne peuvent se résoudre à l'alimentation forcée ou dans les périodes de repos de cette alimentation.

Lorsqu'il existe une *intolérance stomacale* menaçant de conduire à l'inanition, on arrive souvent à la surmonter par l'administration du lait, qui, s'il est mal supporté, se trouve parfois avantageusement remplacé par le képhyr. Toutefois, si l'on peut faire adopter le tube en caoutchouc, on verra souvent tous les troubles gastriques se dissiper après l'introduction du repas mixte de lait, de viande et d'œufs. Mais que, pour une cause quelconque, les phtisiques arrivent à ne pouvoir s'alimenter, le lait leur permet de lutter contre le mouvement de dénutrition qui peut les entraîner rapidement à un état de marasme irréparable.

Une des notions les plus importantes à déterminer consiste dans l'appréciation directe ou approximative des troubles du chimisme stomacal. Les recherches de MM. Hayem et Robin ont démontré que l'*hyperchlorhydrie*, exceptionnelle dans la dyspepsie de la tuberculose aiguë, se rencontre, au contraire, 60 fois sur 100 cas au cours de celle qui se manifeste dans la *tuberculose chronique*. Aussi, pour la combattre, doit-on s'adresser aux *alcalins*, tout en conseillant le *lait* comme unique boisson, en lui adjoignant une petite quantité de légumes farineux en purée. Dans bien des cas analogues, j'ai vu réussir le régime lacté exclusif, combiné à l'administration du bicarbonate de soude, dont il ne faut pas craindre, comme le recommande Debove, de porter quelquefois les doses à 8 et 10 grammes.

L'*hypochlorhydrie* et l'*anachlorhydrie*, qui prédominent à la période terminale de la phtisie, se trouvent également améliorées par l'administration du lait, de l'acide chlorhydrique et de la pepsine. Mais il est indispensable de tâter les susceptibilités individuelles et d'instituer le régime alimentaire suivant l'état d'intégrité des fonctions *motrices* de l'estomac.

Enfin, il sera toujours prudent de s'abstenir, du moins dans une certaine mesure, de prescrire le lait aux tuberculeux qui présentent de la *fermentation lactique*, laquelle s'observe assez souvent à la phase initiale de la maladie et cède généralement à l'emploi des moyens destinés à combattre la *stase* du contenu stomacal, et plus particulièrement à l'application du lavage au moyen de la sonde.

Quand la *diarrhée* vient à se manifester, elle cède généralement au régime exclusif, qui laisse reposer l'intestin et diminue les fermentations dont il est le siège. Et, comme elle constitue souvent une cause d'épuisement, on comprend qu'à ce seul titre le lait convienne admirablement dans le cours de la phtisie, non seulement par cette action curatrice, mais en s'opposant, dans une certaine mesure, à l'apparition de ce symptôme d'une manière préventive, si l'on a soin de veiller avec soin à la régularité des selles. On l'associera, du reste, aux divers médicaments préconisés en pareil cas.

C'est encore au lait qu'on aura recours comme unique alimentation quand cette dernière provoque des phénomènes *d'auto-intoxication* et des poussées *congestives* après le repas, qui peuvent être dangereuses en cas de menace d'hémoptysie. Son absorption offre alors l'avantage d'éviter la surcharge du système vasculaire.

D'après Gubler, le lait d'ânesse convient aux sujets qui, par défaut *d'action hépatique* ou par une autre cause, ont besoin d'emprunter des aliments respiratoires ou histogéniques tout élaborés. Mais le lait de vache et les laits fermentés permettent de remplir la même indication. Comme dans la plupart des maladies d'infection, le lait agit d'une manière favorable sur le foie en maintenant sa fonction glycogénique et en diminuant la production des toxines qu'il doit arrêter ou détruire au passage.

Les altérations *rénales* qui surviennent au cours de la phtisie pulmonaire peuvent exiger l'emploi exclusif du régime lacté. La suralimentation ne doit être, en effet, poursuivie qu'autant qu'on peut compter sur le bon fonctionnement des reins ; en cas contraire, et plus particulièrement s'il existe de la *néphrite*, il faut abandonner le régime carné, à cause des difficultés de l'élimination des ptomaïnes et des leucomaïnes, et restreindre autant que possible tous les déchets nuisibles destinés à être entrainés avec les urines ; le lait et les antiseptiques intestinaux permettent de remplir cette double indication, tout en assurant l'alimentation des malades ; mais, comme l'exprimait M. G. Sée dans la séance du 4 septembre 1892 de l'Académie de médecine, c'est là qu'on rencontre le plus de difficultés pour la digestibilité du lait, à cause des troubles si fréquents de la digestion, de la perversion du suc gastrique et des lésions qui se développent sur la muqueuse stomacale des tuberculeux.

Le lait sera continué, à la dose de 2 litres et demi à 3 litres par jour, jusqu'à la disparition des signes menaçants de l'insuffisance de la dépuration rénale ; dès que l'amélioration se dessinera bien nettement, on pourra lui ajouter des œufs, des féculents, du

laitage, en suivant la marche indiquée dans le traitement des diverses néphrites.

Nous reviendrons plus loin sur les heureux résultats
obtenus chez les phtisiques par la cure de *petit-lait*
et par l'administration des différents *laits fermentés*.

BRONCHITES INFECTIEUSES

Le régime lacté n'est guère prescrit, dans les *bronchites chroniques* ou dans l'emphysème, que pour relever
la nutrition et combattre les effets des complications
cardiaques qui s'observent au cours de leur évolution
(Debove).

J'en ai cependant retiré de remarquables effets, en
dehors de ces cas, toutes les fois que des signes
d'*infection* venaient compliquer l'inflammation des
bronches, ou lorsque celle-ci, comme on le voit souvent chez l'*enfant*, dérivait elle-même d'une *intoxication* d'origine *digestive*. Il y a tout intérêt à fournir
alors aux malades un aliment qui donne peu de
toxines et qui facilite l'élimination par l'émonction
rénale de celles qui s'accumulent dans le sang. Les
lésions hépatiques qui se rencontrent chez ces malades
viennent également démontrer que le foie perd ses
fonctions d'arrêt pour les poisons et laisse passer
dans la circulation sanguine les pepto-toxines absorbables ; en même temps, ses cellules n'assurent plus

que d'une manière insuffisante l'élaboration des produits normaux de l'assimilation digestive.

Ces phénomènes *infectieux* des *bronchites*, bien étudiés dans ces derniers temps par Sevestre, Hutinel et Claisse, sont la source d'indications très importantes pour le clinicien, et, à côté de l'alcool, dont les résultats sont incontestables, une part prépondérante me paraît devoir être accordée au *régime lacté*, ainsi qu'à l'emploi des substances antiseptiques. Car, ici comme dans toutes les infections, il est indispensable de maintenir dans leur intégrité fonctionnelle le foie et le rein.

Dans les *bronchites brightiques*, qui sont parfois, comme l'a montré Lasègue, la seule manifestation mettant sur la voie d'une albuminurie méconnue ou d'une néphrite latente, le lait, comme dans toutes les expressions symptomatiques du mal de Bright, exerce encore une action souvent aussi rapide qu'inespérée. Et c'est peut-être là le secret de ces guérisons surprenantes que j'ai plusieurs fois constatées dans la vieillesse, alors qu'il n'existe que des présomptions en faveur d'un état plus ou moins avancé de sclérose rénale.

Ces réflexions s'appliquent également aux poussées qui surviennent chez les *arthritiques* et les *herpétiques*, pour lesquelles le lait à lui seul réussit plus sûrement que toutes les médications.

Dans le même ordre d'idées, on se trouvera bien

d'appliquer ce traitement aux *eczémateux* dont les manifestations respiratoires alternent avec les accidents cutanés et dans le sérum sanguin desquels peuvent s'accumuler des toxines anormales (Quinquaud).

MALADIES MENTALES ET NERVEUSES

Les connaissances récemment acquises sur les auto-intoxications et leur influence sur le système nerveux permettent de se rendre compte des résultats favorables obtenus au cours des maladies nerveuses et mentales par le régime lacté. Un certain nombre d'affections psychiques coïncident, comme l'a montré Ballet, avec l'exagération de la *toxicité urinaire* ainsi qu'avec la présence de *ptomaïnes anormales* dans le sang. Nous savons, de plus, quelle part importante détiennent la perméabilité rénale et l'intégrité fonctionnelle des cellules hépatiques dans un grand nombre de processus morbides, et comment les troubles qui viennent à les frapper peuvent engendrer une *toxémie*, dont la folie n'est quelquefois qu'une manifestation du degré le plus élevé.

Aussi n'est-il pas étonnant de voir le lait rendre des services signalés dans le traitement des *vésanies*, au cours desquelles il y a toujours intérêt à assurer une alimentation suffisante, n'ayant pas l'inconvénient d'entraîner la poussée congestive qui suit souvent

chaque repas et qui, en assurant la dépuration urinaire, contribue à l'élimination des substances nuisibles, toxines, ptomaïnes anormales, etc., qu'on
retrouve dans le sang de certains aliénés, et dont
l'étude n'est encore qu'ébauchée.

L'antisepsie intestinale ou générale paraît, par conséquent, devoir donner de bons résultats en médecine
mentale, et le lait est un des meilleurs moyens de diminuer la formation des toxines d'origine alimentaire
et de restreindre la toxicité urinaire. Aussi je ne doute
pas qu'en raison de cette multiplicité d'action, il ne
devienne dans bien des cas un aliment essentiel à prescrire aux aliénés, chez lesquels on cherchera à diminuer les chances d'auto-intoxication, à provoquer
l'élimination des substances toxiques qui se forment
dans leur organisme et à abaisser la toxicité du sérum
en augmentant son degré de dilution.

Dans cet ordre d'idées, on ne sera pas surpris de
voir le régime lacté réussir d'une manière si remarquable à atténuer les accidents mentaux de la période
puerpérale. Plusieurs exemples, dont un tout récent,
qui m'est personnel, démontrent que, dans certains
cas, la *manie des femmes en couches* n'est qu'une
expression de l'auto-intoxication gravidique et reconnaît, ainsi que cette dernière, une commune pathogénie, dans laquelle l'altération des fonctions hépatiques et rénales tient une place très importante.
Aussi rien de surprenant à ce qu'un régime qui agit

efficacement sur l'*éclampsie* ne soit nettement indiqué pour combattre les manifestations délirantes, que semble entraîner parfois à sa suite cette *auto-intoxication gravidique*. Un fait que je viens de suivre avec mon collègue et ami le docteur Rivière nous a paru à tous deux bien concluant en faveur de cette pathogénie, qu'a du reste confirmée l'épreuve thérapeutique de la cure lactée combinée à l'antisepsie de l'intestin. Son intérêt justifie les quelques détails suivants, que je résume aussi succinctement que possible.

La malade en question, ayant présenté une attaque d'éclampsie après son troisième accouchement, avait conservé de l'albumine dans les urines et accusait des symptômes multiples d'un brightisme avéré, que des crises de colique hépatique et des accès palustres étaient venus compliquer à plusieurs reprises. Malgré ma prescription formelle, le régime lacté n'avait été suivi que très irrégulièrement pendant la grossesse, qui arriva au huitième mois, sans incident notable. La phase dangereuse débuta par des hémorrhagies qui nécessitèrent le tamponnement et furent suivies d'un accouchement facile. Depuis ce moment, l'alimentation ne comporta rien autre que le lait. De violents accès fébriles éclatèrent brusquement, à forme intermittente, avec tuméfaction de la rate et du foie. Et, comme l'état local demeurait excellent du côté des organes génitaux, nous pensâmes à un réveil de paludisme, occasionné par la parturition. Les urines ne présentaient qu'un léger nuage albumineux; c'est alors qu'au troisième jour apparurent des symptômes convulsifs, très fugaces, du côté de la face et des membres, qui furent suivis, après une légère rémission, d'un violent accès de manie furieuse, qu'on ne put dominer qu'en pratiquant une injection sous-cutanée de morphine. La malade avait été soumise, dès la première menace des accidents nerveux, aux lavements de chloral, et c'est en persévérant dans ce traitement qui nous pûmes éviter de nouvelles crises et arriver à la convalescence. Les accès fébriles disparurent après l'emploi soutenu du sulfate de quinine, et à aucun moment ils ne furent justifiés par une complication du côté de l'utérus et de ses annexes.

Il paraît évident que les troubles psychiques observés chez cette malade et greffés pour ainsi dire sur une ébauche de crise éclamptique appartiennent, comme cette dernière, à une auto-intoxication dans laquelle le foie joue un rôle peut-être plus saillant que les reins. J'avais, en effet, noté, dès les premiers jours, la décoloration des selles, et je retrouvai dans l'urine des traces évidentes d'urobiline dénotant une *acholie pigmentaire*, qui témoignait sans aucun doute de la souffrance des cellules hépatiques.

Cette description succincte me semble suffisante pour justifier la thèse des relations de la *manie puerpérale* avec l'*auto-intoxication gravidique* et la valeur du régime lacté pour en atténuer les effets et en empêcher le retour, tout en obéissant aux différentes indications thérapeutiques, au moyen du chloral, des inhalations d'oxygène, **et** en veillant surtout avec sollicitude au maintien de l'énergie du muscle cardiaque.

Il y a déjà longtemps que Marcé avait reconnu l'efficacité du régime lacté dans la *manie puerpérale*. D'après le savant aliéniste, en prescrivant 1 ou 2 litres de lait, on apaise la soif et on donne un aliment qui, sans avoir rien d'excitant, suffit, en général, pour soutenir les forces. On en prolonge l'administration pendant quinze jours, un mois et même davantage, et, s'il existe chez les malades une répugnance trop marquée, on le réserve pour un seul repas. S'il survient de la diarrhée, qui rendrait la tolérance exceptionnelle, Marcé conseille de s'arrêter; peut-être pourrait-on ne pas se priver du bénéfice de ce régime en employant les moyens ordinaires destinés à combattre ce symptôme. Il est indispensable de se rappeler que, suivant le même auteur, l'efficacité du lait est loin d'être constante.

L'emploi du lait dans les *maladies nerveuses* répond souvent à la nécessité d'alimenter les sujets de façon à éviter la surcharge de l'estomac et les fermentations intestinales occasionnées par les produits de la digestion. Il y a toujours intérêt, en pareil cas, à maintenir à son taux normal la sécrétion urinaire quand son chiffre vient à s'abaisser. De plus, s'il existe des poussées *congestives* du côté de l'encéphale, le régime lacté permettra de soutenir suffisamment la nutrition et rendra d'utiles services par son action diurétique, si l'on a soin de s'opposer à la constipation qu'il est susceptible de déterminer.

Toute la série des accidents nerveux qu'entraînent des troubles plus ou moins profonds des organes digestifs se modifie souvent d'une manière favorable par la prescription de la cure lactée combinée à l'antisepsie gastro-intestinale. S'il n'existe pas un degré très prononcé de dilatation stomacale, on obtiendra souvent de bons résultats chez les malades atteints de *vertige à stomacho læso* et des phénomènes multiples d'un état *neurasthénique* qui peut accompagner au même titre les altérations fonctionnelles de l'estomac, des *reins* et même du foie.

Je signalerai dans ce chapitre les excellents effets que m'a procurés ce régime dans le *goitre exophthalmique* et plus particulièrement dans un cas qui s'accompagnait de crises diarrhéiques.

Les mêmes succès se retrouveront quand il s'agira des symptômes si variés qui viennent à compliquer le *déplacement du rein* et qui donnent naissance à des accidents névropathiques ou même à des coliques simulant la colique néphrétique ou hépatique, capables de faire croire à l'existence de paroxysmes gastriques d'une affection spinale.

On comprend, d'après ces faits, qu'il soit assez souvent indiqué de recourir à l'usage exclusif du lait dans nombre de manifestations nerveuses, révélant parfois toutes les allures des *névroses* et qui sont entretenues par un état d'intoxication du sang sur lequel nous ne possédons que des données incertaines, mais que des travaux récents nous permettent de considérer comme parfaitement rationnelles.

Le régime lacté pourra venir alors très utilement en aide aux autres moyens curatifs et contribuer tout au moins à écarter les troubles d'origine toxémique engendrés par des altérations quelquefois insidieuses et méconnues du chimisme stomacal et de la dépuration rénale. En tout cas, il facilitera toujours l'élimination des produits toxiques en circulation et pourra modifier favorablement la toxicité du sérum en augmentant *son degré* de dilution.

Le lait constitue un des meilleurs aliments à conseiller lorsqu'on est forcé de recourir à la sonde œsophagienne, chez les aliénés, et j'ai vu, dans le service de mon maître Trélat, à la Salpêtrière, des malades auxquelles je n'ai pu faire ingérer d'autre substance pendant plusieurs mois.

Mais, en dehors de ces cas, il rend aussi des services chez les individus débilités et qui opposent de la résistance à toute autre alimentation que celle qu'on peut leur faire accepter au moyen de substances liquides.

Il est encore un phénomène morbide que le lait

pourrait combattre efficacement chez certains aliénés :
c'est l'*insomnie*. Les propriétés somnifères du régime
lacté, signalées par Weir Mitchell, surtout dans la première période d'application de ce régime, et qu'on
observe dans bien des circonstances, ainsi que j'ai pu
m'en assurer, ont été mises à contribution par Karell
dans l'*hypochondrie*, au cours de laquelle il a vu guérir
un malade des insomnies rebelles dont il souffrait
depuis longtemps.

CHLOROSE

Le *lait* peut être considéré comme une ressource
précieuse dans l'alimentation des *chlorotiques*, à des
titres très divers. A ces malades, M. Hayem conseille
un repas proportionné à leur état de fatigue et de
neurasthénie, tout en instituant un régime nutritif
d'après les résultats de l'analyse chimique du suc
gastrique. Il faut, avant de prescrire les préparations
médicinales, parmi lesquelles les ferrugineux occupent
la première place, préparer pour ainsi dire l'économie
à subir cette phase du traitement en restituant à
l'estomac comme à l'intestin leur fonctionnement physiologique. On comprend dès lors quelle part importante doit revenir au *régime lacté* pour combattre les
différents symptômes d'origine gastro-intestinale dont
souffrent les chlorotiques. Tous les phénomènes gastralgiques qui sont assez souvent la traduction d'un

ulcère rond plus ou moins latent, la série des troubles si variés qui caractérisent l'hyperchlorhydrie, les accidents nerveux à l'explosion desquels contribue le développement d'une auto-intoxication d'origine digestive, la torpeur hépatique dont Lehmann exagérait l'influence, mais qu'on ne saurait contester, surtout au point de vue de l'apparition de la glycosurie alimentaire chez un certain nombre de ces malades, tous ces incidents pathologiques, qui se retrouvent dans la plupart des cas, semblent justifier l'application d'un régime qui s'adapte admirablement à chacun d'eux. Convenant à la fois pour combattre l'état hyperpeptique, pour assurer l'alimentation en réduisant au minimum le travail mécanique de l'estomac, le lait devient encore l'aliment de choix quand il s'agit de diminuer les fermentations intestinales ainsi que la production des substances toxiques qui en dérivent. L'action favorable de l'antisepsie des voies digestives dans la chlorose paraît aujourd'hui bien démontrée; l'alimentation lactée prédominante permet de la réaliser dans une large mesure, à condition d'éviter et de combattre la constipation par des moyens appropriés. On voit, en tout cas, après son administration, à la suite de quelques jours d'une existence calme, sans fatigue d'aucune sorte, s'amender la plupart des symptômes pénibles dont se plaignent les chlorotiques.

M. Hayem recommande de faire absorber un verre de lait *écrémé* toutes les heures, et, deux fois par jour, à midi et à cinq heures, 100 grammes de viande crue râpée. Au bout d'une quinzaine de jours, on observe en général une amélioration remarquable qui contraste avec la longue persistance d'un état morbide qui jusque-là paraissait devoir résister à toutes les médications et même subir parfois de véritables exaspérations, comme on l'observe assez souvent après l'ingurgitation prolongée des vins médicamenteux de toute sorte.

Dès que les fonctions digestives semblent à peu près rétablies, et surtout si l'*hyperpepsie* s'est notablement réduite, on commence alors seulement l'emploi des préparations ferrugineuses, et en particulier du protoxalate, la plus assimilable d'entre elles, qui se donne aux deux repas, à des doses variant de 20 à 40 centigrammes.

Il faut se garder à ce moment de renoncer au lait et à la viande crue, auxquels on peut ajouter quelques-uns des aliments permis aux hyperpeptiques, et qu'on donnera sous forme de repas, trois fois par jour, dès que l'anorexie aura disparu. Une condition essentielle du succès, c'est la *continuité* du *régime* et du *repos* au lit; les malades doivent rester couchées pendant un mois environ, ce qu'elles acceptent souvent avec d'autant plus de plaisir qu'on les avait astreintes antérieurement à un véritable surmenage d'exercices, de marches et de gymnastique. A ce moment, avec le réveil de l'appétit et la cessation des troubles nerveux de l'auto-intoxication digestive, on voit reparaître la coloration du visage, les forces renaissent rapidement ; c'est alors qu'on permet de se lever deux, quatre, six heures par jour, puis la journée entière, et l'on constate, au bout de six semaines en moyenne, le retour à la santé.

Dans les chloroses avec *état gastrique* très prononcé dépendant de l'hyperchlorhydrie avec dilatation de l'organe, ou de la même exagération du chimisme stomacal coexistant avec tous les symptômes de l'ulcère simple, c'est d'abord la *dyspepsie* que doit viser un traitement rationnel, et le lait pur ou écrémé permet de répondre à cette indication. Comme dans les cas précédents, l'administration du fer sera subordonnée à l'amélioration des fonctions digestives obtenue par le lait et le repos.

Exceptionnellement, si l'on se trouve en présence d'une *hypopepsie* occasionnée par une gastrite chronique de cause variable, provoquée trop souvent par un régime intempestif ou par des médicaments, on suivra la même marche que précédemment, tout en prescrivant une grande cuillerée de solution au centième d'acide chlorhydrique deux fois par jour, dans un peu d'eau sucrée.

Je crois qu'il n'est pas sans importance de combiner avec le régime et les ferrugineux l'emploi de préparations destinées à assurer l'*antisepsie de l'intestin ;* on utilisera dans ce but les naphtols, le benzo-naphtol, le salol, le salicylate de magnésie, etc., dont j'ai constamment retiré de bons effets au cours de la chlorose ; et, dans les cas où ces substances seront mal supportées, ce qui arrive parfois, surtout chez celles de ces malades qui accusent des douleurs gastralgiques, l'emploi de l'eau chloroformée saturée sera souvent d'un grand secours.

CHLORO-BRIGHTISME

Il existe enfin toute une catégorie de chlorotiques qui bénéficient rapidement du régime lacté ; ce sont celles qui se plaignent de ces troubles si divers, révélant une insuffisance rénale à des degrés variés et auxquels M. Dieulafoy donne le nom de *petit brightisme*. Cet ensemble morbide qui résulte de la juxtaposition des symptômes de la chlorose et d'une élimination rénale insuffisante, ce *chloro-brightisme* peut exister avec ou sans albuminurie, celle-ci n'entrainant parfois aucun phénomène de brightisme, ce qui prouve qu'en pareil cas la notion capitale dérive du maintien de la dépuration urinaire.

C'est en se basant sur l'étude de trente malades, femmes ou jeunes filles, de cette catégorie, que M. Dieulafoy a fait connaître cette particularité de la chlorose compliquée de troubles plus ou moins prononcés des fonctions rénales, ainsi que les succès obtenus au moyen du régime lacté qui fait le plus souvent disparaître tous les accidents. Il est dès lors assez probable qu'une bonne part des résultats si heureux obtenus par l'administration du lait doit revenir à l'action favorable qu'il exerce sur la *sécrétion urinaire.*

Les guérisons obtenues restent souvent définitives ; il sera bon cependant de surveiller ces malades au moment de la grossesse, en prévision de l'*auto-intoxication gravidique* à laquelle elles sont exposées. Malgré la disparition de tous les signes de petit brightisme et sans traces d'albumine, il sera toujours prudent de les soumettre de temps à autre, d'une façon préventive, au régime lacté absolu.

M. Dieulafoy a vu survenir l'*éclampsie* trois jours après l'accouchement chez une femme parfaitement guérie de sa chlorose, et, dans d'autres cas, il a vu succomber à des accidents *urémiques* des malades considérées comme chlorotiques à l'âge de quatorze ou quinze ans (Académie de médecine, 20 juin 1893).

DIABÈTE SUCRÉ

Le régime lacté, préconisé dans le *diabète* sous forme de lait écrémé par Donkin en 1869, ne saurait être considéré comme un mode de traitement rationnel et efficace de cette maladie. Il en *exagère*, en effet, deux des symptômes principaux : la *glycosurie* et la *polyurie*, sans que la privation de crème offre de l'importance, les diabétiques la digérant généralement bien ; et, si l'on cite à son actif quelques faits d'amélioration passagère, plusieurs observateurs, MM. Pavy et Bouchard entre autres, l'ont vu déterminer la *réapparition* de la glycose dans les urines de diabétiques que le régime ordinaire avait guéris de leur glycosurie.

Cependant Bouchardat, tout en reconnaissant qu'un litre de lait accroît de 50 grammes la quantité de sucre éliminée, admet qu'on peut l'introduire dans l'alimentation des diabétiques, à condition que des pesées fréquentes démontrent qu'il est constamment utilisé.

Pour M. Dujardin-Beaumetz, le lait doit être *proscrit* et il qualifie de désastreux le traitement de Donkin. Toutefois, il recommande le régime lacté chez les diabétiques *albuminuriques*, quand le danger de l'insuffisance urinaire prend le pas sur l'accroissement de la glycosurie. De même, dans les *complications pulmonaires* qui surgissent fréquemment au cours du diabète, il est de toute nécessité d'oublier momentanément la lactose et de chercher à alimenter les malades, tout en favorisant la diurèse et en sollicitant l'élimination des toxines. On administrera concurremment quelques préparations alcooliques, les antithermiques qui n'agissent pas sur le rein, tout en assurant l'antisepsie de la bouche et du tube digestif (Éloy, septembre 1892, *Revue clinique*.

GOUTTE

L'emploi du lait chez les goutteux, vanté par Pline, Celse et plus tard par Hoffmann, a été bien étudié par Sydenham, qui reconnaît sa bonne influence, sans que toutefois celle-ci se prolonge après la suspension du régime. Garrod constate les grands services qu'il a rendus chez des individus jeunes et forts ; mais, à côté de cela, on a observé des échecs, et même chez les vieillards il peut être nuisible.

De nos jours, on n'a guère recours à cette médication chez les goutteux que lorsqu'il existe une indication d'augmenter la sécrétion urinaire afin d'éviter l'apparition des symptômes de l'*insuffisance rénale* ; on la prescrit également quand ces malades présentent une *albuminurie* qu'il est possible de rapporter à une altération du rein. En effet, l'*albuminurie hépatique*, si fréquente chez eux, s'améliore le plus souvent parallèlement à la maladie primitive et n'impose guère l'indication de ce régime exclusif que si l'on craint l'imminence d'une insuffisance du foie.

Certains *états dyspeptiques* d'origine goutteuse m'ont paru plusieurs fois s'améliorer d'une façon remarquable quand le lait était bien supporté, ce qui n'est pas toujours la règle.

Dans l'*entérite pseudo-membraneuse* qui survient

quelquefois au cours de cette maladie, le régime lacté donne des résultats inespérés, combiné à l'antisepsie intestinale ; plusieurs exemples observés chez des femmes m'ont démontré qu'aucune autre alimentation ne pouvait lui être substituée et que même l'usage prolongé pendant plusieurs années du lait avec quelques phases de régime végétarien permettait de lutter suffisamment contre la dénutrition qui suivait rapidement chaque infraction à ce régime.

Mais, en dehors de ces indications spéciales, je crois, avec mon maître Debove, que cette médication mérite de sortir du discrédit où elle est tombée. L'observation de M. Siredey qu'il rapporte est très concluante à cet égard, car le malade en question, après quinze mois de régime lacté, voyait disparaître progressivement les douleurs et la tuméfaction des jointures, tandis que les mouvements reprenaient dans les doigts et dans les genoux, et c'est après avoir été totalement immobilisé pendant plus de deux années que ce vieux goutteux de soixante-douze ans, sous la seule influence de ce régime, retrouva la possibilité de marcher dans ses appartements, légèrement soutenu par un aide, alors qu'il était, auparavant, complètement impotent.

C'est principalement chez les *vieillards* qu'il m'a paru rendre les plus grands services, quand n'existent pas en même temps les signes d'une *néphrite atrophique* avec *polyurie*. A un âge moins avancé, l'ané-

mie lactée pourrait en suivre l'usage prolongé, malgré l'absorption d'une quantité susceptible, en théorie, de suffire à l'alimentation. MM. Lécorché et Talamon citent, en effet, le cas d'un homme de trente-six ans qui présentait, à la suite d'une attaque de goutte, de la polyurie nocturne, un affaiblissement général et, de plus, un gramme d'albumine par litre dans les urines. Ce malade ingéra pendant neuf mois 5 à 6 litres de lait par jour, sans modification aucune du taux de l'albumine ; mais, en revanche, il s'anémia considérablement. Il fallut reprendre le régime ordinaire pour voir revenir les forces, et cela sans que la quantité d'albumine en fût modifiée sensiblement. Comme le font observer ces deux auteurs, le régime lacté était ici contre-indiqué en raison de l'accroissement de la sécrétion urinaire et il a conduit le malade à une véritable cachexie d'alimentation. On ne devrait donc ordinairement le prescrire qu'à titre de régime transitoire, surtout chez les sujets qui ont besoin d'être plutôt stimulés et fortifiés.

Sous ces réserves, en dehors des circonstances précitées, le régime lacté me paraît devoir sortir du trop long oubli où on l'a relégué et mériterait d'être plus fréquemment appliqué au traitement de la goutte.

OBÉSITÉ

Karell, Mockricki, Weir Mitchell, ont publié des observations très concluantes sur l'utilité du régime lacté dans l'*obésité*; par l'administration régulière du lait écrémé, ces auteurs ont constaté la diminution de poids et la résorption notable de la graisse chez leurs malades.

Les mêmes résultats peuvent être obtenus avec le lait non écrémé, comme le prouvent une observation de Worthington et plusieurs faits rapportés par M. Tarnier en 1876; ce qui semble démontrer que, tout en régularisant la nutrition, le lait, à la dose moyenne de 4 litres par jour, paraît principalement agir en favorisant la sécrétion urinaire et en diminuant notablement la quantité des hydrocarbures introduits par l'alimentation.

En effet, à cette dose précitée, le régime lacté, comparé à la ration d'entretien de Voit et Pettenkofer, introduit environ 50 grammes de substances grasses en excès, tandis qu'il contient moitié moins de carbures d'hydrogène, lesquels contribuent pour une large part à la formation de la graisse dans l'économie. Il est probable que l'augmentation des premières ne compense pas le défaut des autres (Debove). En tout cas, le régime du lait non écrémé paraît produire les mêmes effets que lorsqu'on le prive de sa matière grasse, mais il agit peut-être plus lentement. M. Tarnier l'a vu réussir chez deux femmes *polysarciques* qui présentaient l'une de l'*aménorrhée* avec albuminurie, l'autre de la *dysménorrhée*, et qui guérirent toutes deux aussi bien de l'obésité que des troubles utérins et rénaux dont elles étaient atteintes. Le lait répond donc, pour la plupart de ces malades, à des indications multiples, car, tout en influençant le processus nutritif dans le sens de la résorption du tissu adipeux, il assure la perméabilité du rein régularise les fonctions hépatiques, dont le trouble entraîne si souvent l'apparition de l'albuminurie dans l'urine, chez les malades en question.

Mais, dans ces cas encore, il est important de se rappeler l'action *anémiante* de ce régime, qui, même en assurant l'équilibre chimique, est loin de satisfaire à l'équilibre vital (Lécorché et Talamon) et qui peut exagérer les symptômes d'anémie, de débilitation qu'on observe chez bien des obèses. Si l'on ajoute qu'un certain nombre d'entre eux présentent un affaiblissement de l'action cardiaque causé par la surcharge graisseuse et même par la stéatose du myocarde, on comprendra que cette alimentation exclusive ne convient qu'à des individus chez lesquels l'état du cœur reste parfaitement normal, et qu'on ne doit pas le continuer sans s'être assuré qu'il n'exerce aucune influence déprimante sur les battements cardiaques et sur le pouls.

Quoi qu'il en soit, il ne mérite pas l'exclusion dont il semble frappé dans les régimes aujourd'hui classiques de l'obésité ; en tous cas, il est souvent bien mieux supporté et pourrait quelquefois leur être substitué quand les malades refusent de s'astreindre au rationnement formulé par MM. G. Sée, Dujardin-Beaumetz et Bouchard.

INTOXICATIONS SATURNINE ET MERCURIELLE

L'action diurétique du lait peut être utilisée pour obtenir l'élimination de certains poisons, car il a été employé avec succès par Tanquerel, qui insistait à la fois sur son action pour combattre les phénomènes de l'intoxication chronique par le *plomb* et sur celle qu'il possède pour en préserver les ouvriers.

Je rappellerai, au sujet de cette *action prophylacique*, l'exemple cité par Didier Jean, de deux hommes d'une fabrique de minium qui, buvant toujours du lait à leurs repas, ne présentèrent jamais d'accidents saturnins ; on en prescrivit alors à tous leurs compagnons de travail, et aucun d'eux n'avait encore été atteint des symptômes de l'intoxication après dix-huit mois de ce régime préventif (*Bulletin de thérapeutique,* t. LXXIX, p. 191).

M. Debove pense qu'en pareil cas le plomb ne peut s'accumuler dans l'économie et qu'il doit être entraîné par la sécrétion urinaire, dans laquelle l'ont rencontré Mayençon et Bergeret. On ne saurait donc trop conseiller l'usage du lait, surtout en remplacement des boissons alcooliques, qui leur sont si préjudiciables, aux ouvriers des professions où l'on manie le plomb et ses combinaisons.

Dans l'*intoxication confirmée*, le régime lacté, l'iodure de potassium, sont ordonnés simultanément, au grand avantage des malades, chez lesquels ils empêchent l'accumulation des substances toxiques et l'explosion des accidents *éclamptiques*, dont elle est souvent le point de départ.

Le même traitement se trouve indiqué dans l'intoxication mercurielle chronique.

MALADIES CUTANÉES

Le régime lacté se trouve fréquemment indiqué dans le traitement des *maladies cutanées*. Je signalerai spécialement son emploi dans le *pemphigus*, dans certaines *dermatites*, telles que la *maladie d'Erasmus Wilson* et les *dermatites exfoliatrices secondaires*. Dans l'*urticaire chronique*, les malades sont soumis à l'alimentation lactée lorsqu'elle est bien tolérée ; on la continue jusqu'à la disparition des poussées, pour revenir graduellement au régime ordinaire ; certaines éruptions ortiées, entretenues par des troubles digestifs ou par des altérations du foie ou des reins, se trouvent également bien influencées par la prescription de la diète lactée. Chez les vieillards, les *prurigos* tenaces, plusieurs variétés d'*érythèmes* douloureux des membres d'origine *névritique* simple ou variqueuse, s'améliorent souvent à la suite du même régime prescrit pendant une quinzaine de jours. Il en est de même de la plupart des *éruptions rénales* qui trouvent dans la même cure une excellente médication, laquelle obéit alors aux indications exposées au chapitre des néphrites.

Dans la *pellagre*, les travaux de MM. Bouchard, Th. Roussel, Gintrac, Hameau, etc., ont démontré que le régime lacté constituait le mode de traitement le plus efficace. Le changement de régime s'impose, et c'est le lait qui en constitue l'élément essentiel. M. Bouchard affirme que des guérisons ont été observées. Ajoutons une donnée très intéressante au point de vue de la *prophylaxie*, c'est que l'usage habituel du lait préserve de la pellagre, car les vachers, qui s'en nourrissent d'une façon presque exclusive, résistent toujours aux atteintes de la maladie, pour laquelle ils présentent une véritable immunité.

Dans une communication récente à la *Société de Dermatologie* (1er mai 1893), M. Quinquaud faisait ressortir cette particularité très intéressante, qu'il existe, dans un certain nombre d'affections cutanées, une *hypertoxicité du sérum* du sang, laquelle semble atteindre son maximum à la période d'accroissement de ces maladies;

Il n'est pas surprenant que le régime lacté compte des succès manifestes en pareil cas, comme on les observe au cours des éruptions d'origine hépatique et rénale, où la même exagération de la toxicité du sérum se rencontre d'une manière constante.

Le meilleur régime à prescrire pour combattre les effets des substances toxiques qu'on a pu isoler et expérimenter plus spécialement dans plusieurs de ces affections, est évidemment celui dont l'influence permet d'atténuer le plus possible cette propriété nocive du sérum. Et le lait ne peut exercer qu'une action favorable dans ce sens, si l'on évite la constipation. Des faits nombreux le démontrent aussi bien pour les maladies cutanées que pour les éruptions médicamenteuses.

On sait, du reste, qu'un des bons moyens d'éviter les complications de cet ordre qui suivent l'administration des iodures et des bromures consiste à les associer au lait et aux antiseptiques intestinaux (Ferré).

Nul doute que des recherches nouvelles ne viennent établir définitivement ce problème de la pathogénie d'un très grand nombre de dermatoses et sanctionner l'emploi du régime lacté comme répondant à l'indication d'abaisser la toxicité du sérum et de favoriser l'élimination des substances toxiques qui peuvent s'y rencontrer.

CURE DE PETIT-LAIT

Le petit-lait diffère du lait par l'absence de caséine et de beurre, mais il contient la lactose, les sels et les matières protéiques, qui n'ont pas été précipités dans sa préparation.

Celle-ci consiste, d'après le Codex, à ajouter à un litre de lait en ébullition une solution d'acide tartrique ou citrique (1 gramme) dans 8 grammes d'eau ; quand le coagulum est formé, le liquide passé sans expression est remis sur le feu avec un blanc d'œuf délayé et battu dans l'eau, puis, après une nouvelle ébullition, on filtre sur un papier lavé à l'eau bouillante.

Il est essentiel d'éviter de pousser trop loin la coagulation et de précipiter toute la caséine, car, ainsi que l'a fait remarquer M. Ch. Richet, le petit-lait devient alors indigeste par l'absence de fermentation de la lactose.

Dans les montagnes, on se contente souvent de traiter le lait frais par la présure.

Les stations de cure, dont le nombre s'accroît chaque année, se rencontrent surtout en France, dans le Jura, en Suisse, dans le canton d'Appenzell, au Weisbad, dans l'Oberland bernois, à Interlaken, etc. La station de Ischl, dans le Tyrol, attire également de nombreux malades. La plupart des autres se rattachent à des établissements thermaux.

C'est principalement dans le traitement de la phtisie pulmonaire qu'on en a étudié les effets et que, par analogie, on l'a appliqué à la thérapeutique d'un certain nombre de maladies consomptives. Il semble alors, comme l'écrivait Aran, qu'à l'action de ce régime se combinent des modifications heureuses, apportées par la vie au grand air, l'exercice, les excursions en montagne.

On prend d'abord à jeun une première dose de 150 à 200 grammes, que l'on fait suivre d'une promenade d'un quart d'heure ; on la renouvelle au bout d'une demi-heure, en augmentant chaque jour, de façon à absorber quatre ou cinq verres dans la journée.

Le traitement dure de six à huit semaines (Helft).

Il n'est pas rare de voir survenir dès les premiers jours des phénomènes d'intolérance, s'accusant par de la pesanteur d'estomac, de la gastralgie, des vomissements, des coliques et même une légère teinte sub-ictérique, ou simplement un peu de catarrhe intestinal qui suit de très près l'ingestion du petit-lait et qui s'arrête le plus souvent dans le cours de la journée. Pour obvier à ces inconvénients, on fait boire simultanément une petite proportion d'eau gazeuse, alcaline ou ferrugineuse, ou bien on se contente de prescrire un simple potage à la fécule.

Les résultats de cette médication sont surprenants

chez les enfants scrofuleux, dans les tuberculoses pulmonaires et les affections chroniques du poumon. Et, quelle que soit la part prépondérante du régime ou du climat de la montagne, de l'aération continue, on ne saurait refuser à l'action combinée du petit-lait, surtout de celui qui provient du lait de chèvre, et des conditions hygiéniques dans lesquelles la cure se poursuit, d'amener des résultats assez positifs pour nous permettre d'espérer qu'elle se vulgarisera de plus en plus en France, où nous ne manquons pas de stations susceptibles d'en assurer l'application au traitement de la phtisie.

Nous sommes moins bien fixés sur le bénéfice que peuvent en retirer les malades atteints d'affections du tube digestif et des viscères abdominaux, et en particulier des engorgements du foie ou de la rate.

Il est probable que l'action de ce régime particulier se rapproche de celle qu'on recherche dans les cas analogues avec le régime lacté pur, dont nous avons vu l'heureuse influence dans les états morbides gastro-intestinaux et dans les affections hépatiques et spléniques. Ils paraissent se retrouver également dans la goutte et la gravelle, pour lesquelles les cures de petit-lait sont aussi souvent conseillées.

On ne saurait passer sous silence les constatations faites par plusieurs médecins et desquelles il résulte qu'un certain nombre de *microbes* se conservent parfaitement dans le lait traité par la présure (Galtier).

L'emploi du lait de chèvre n'est pas une garantie suffisante contre la possibilité de la présence des bacilles de la tuberculose, et l'on ne saurait trop recommander le mode de préparation conseillé par le Codex, qui, par ses deux opérations d'ébullition, donne à ce sujet une sécurité bien plus complète.

L'époque la plus favorable pour se rendre aux stations paraît être le début de l'été, alors que la saveur du lait, en rapport avec l'arome des pâturages, acquiert son plus grand développement.

LAITS FERMENTÉS

Koumys. — Le koumys est le lait de jument fermenté.

Les premières cures qui ont attiré l'attention du public médical se faisaient en Russie, à Arenbourg, chez les Kirghiz, au nord de la mer Caspienne et en Sibérie.

Là se rendaient surtout les phtisiques, que l'on y voit encore en grand nombre, en raison des effets surprenants qu'ils retirent de ce régime, et qui se reproduisent dans la plupart des consomptions aussi bien que dans toutes les variétés de neurasthénies.

Aujourd'hui, le koumys est entré dans la thérapeutique courante des maladies d'épuisement et des affections du tube digestif ; c'est un excellent succédané du régime lacté pur, sur lequel il offre dans quelques cas de notables avantages.

La fermentation du lait de jument s'obtient, dans les steppes, par l'addition de farine, de millet et de levure à ce liquide, qu'on enferme dans des sacs de cuir et qu'on agite fortement, pour le retirer au bout de deux ou trois jours ; on se sert également de koumys desséché en guise de ferment. Le liquide qu'on obtient par cette opération est d'une couleur blanc bleuâtre, légèrement aigrelet et alcoolique, mousseux quand on le met en bouteilles et présentant trois degrés de force différents. Celui qui provient du lait de vache et que nous utilisons surtout en France offre les mêmes propriétés thérapeutiques (Landowsky).

La double fermentation qu'il subit a pour résultat de précipiter la caséine (fermentation acide) et de dégager de l'alcool et de l'acide carbonique (fermentation alcoolique). C'est donc une boisson gazeuse et alcoolisée, qui diffère du lait ordinaire, quand elle est fraîche, par la présence d'une proportion de 1 à 2 pour 100 d'alcool et de 0,75 pour 100 d'acide carbonique, proportion qui se trouve à peu près doublée dans le koumys de cinq mois (Stahlberg).

On le prépare ordinairement en mélangeant deux parties de lait d'ânesse à une partie de lait de vache, auxquelles on ajoute du *saccharomices cerevisiæ*.

D'après Dujardin-Beaumetz, on doit éviter de le donner au moment des repas ; s'il est mal accepté, on en fractionne les doses ou bien on l'édulcore avec un sirop ou du sucre en poudre. La tolérance s'établit très vite à la suite de quelques troubles intestinaux. Et, dès que les malades en ont absorbé de cinq à six bouteilles, les sécrétions urinaire et sudorale augmentent et s'accompagnent d'une odeur spéciale, les battements du cœur, d'abord accélérés, se ralentissent parfois, quelques symptômes d'ivresse se manifestent, la face se colore et prend la teinte du koumys (Nothnagel et Rossbach), le poids du corps s'accroît; il en résulte une amélioration réelle de l'état général, un retour de vigueur, une véritable reprise de la nutrition et des guérisons inespérées dans des affections qui semblaient avoir résisté à tout autre traitement.

Chez les alcooliques atteints de gastrite chronique, son emploi, de même que celui des autres laits fermentés, répond à l'indication d'éviter la suppression brusque des boissons alcooliques, car, à l'avantage de contenir une proportion plus élevée d'alcool que le képhyr, dont cependant l'utilité n'est pas contestée en pareil cas, il joint celui de constituer une alimentation suffisante pour attendre qu'on puisse recourir au régime lacté exclusif.

Képhyr.

Le képhyr est également un lait fermenté que les Tartares du nord du Caucase obtiennent par l'addition des graines de kéfir, sorte de champignon qu'on rencontre à une altitude assez élevée. On trouve dans ces graines de grosses cellules de levure de bière, des amas de bactéries, ainsi que le *dispora caucasia* (Ed. Kern), qui transforme la lactose en alcool et en acide carbonique.

Pour le préparer, on ajoute quatre cuillerées de grains de kéfir dans un litre de lait frais, non écrémé, contenu dans un vase débouché ; on l'expose à une température de 28° à 32° et l'on agite toutes les heures ; on le verse ensuite dans des bouteilles qu'on évite de remplir, qu'on ferme hermétiquement et qu'on soumet à la même température, en ayant soin de les secouer toutes les deux ou trois heures. Il suffit de vingt-quatre heures pour obtenir le képhyr faible, et sa force alcoolique et gazeuse s'accroît les jours suivants ; mais, après le quatrième, son acidité s'exagère, de sorte que le plus riche en alcool qu'on puisse utiliser pour les malades est celui de *trois jours*.

Celui de moyenne force a la consistance de la crème ; le plus fort est plus liquide. Pour le conserver à ses divers degrés, on le dépose dans la glace, qui suspend la fermentation ; on doit toujours le secouer au moins une fois par jour.

On ne saurait trop insister sur l'intérêt qu'il y aurait à porter le lait à l'ébullition avant de l'ensemencer par les grains de kéfir, car, à l'avantage d'éviter d'autres fermentations (Bourquelot), s'ajouterait celui d'annihiler un certain nombre de microbes pathogènes, et en particulier ceux de la tuberculose.

Bourquelot ramène les modifications subies par le lait à la double fermentation alcoolique et lactique de la lactose, ainsi qu'à la peptonisation d'une partie des matières albuminoïdes ; on note également la formation de glycérine, d'acide succinique et d'acide lactique.

Comparé au lait de vache, le képhyr moyen ne contient plus que la moitié de la lactose qu'on trouve dans le premier (20 grammes au lieu de 41 gr. 60 par litre), tandis qu'on y rencontre, par litre, 8 grammes d'alcool et 4 grammes d'acide lactique (Treschinsky). La proportion des substances albuminoïdes est également très diminuée (38 grammes au lieu de 48 grammes), de même que celle des substances grasses, surtout lorsqu'on l'écrème avant de le faire fermenter.

On comprend dès lors que sa valeur nutritive est notablement inférieure à celle du lait ordinaire, car il faudrait 5 litres de képhyr pour correspondre à 4 litres de celui-ci au point de vue des principes azotés, et 7 litres et demi environ pour représenter la quantité de substances grasses contenues dans ces 4 litres de lait. Sa valeur diurétique doit être également très amoindrie puisqu'il faudrait, pour obtenir les 166 grammes de lactose de 4 litres de lait de vache, en donner au moins 8 litres par jour.

Son grand avantage paraît surtout consister dans les

modifications subies par la caséine, qui, sous l'influence
de l'acide lactique, se coagule en flocons tendres qui
se mélangent facilement avec la partie liquide par la
plus légère agitation; il en résulte que l'absorption
s'en trouve singulièrement aidée et se fait beaucoup
plus rapidement que celle des caillots durs qui résultent de l'action sur la caséine de l'acide chlorhydrique de l'estomac.

Ces chiffres me paraissent très importants à relever,
ne fût-ce que pour établir que, si l'on doit recourir au
képhyr, il faut savoir que c'est non moins comme aliment réparateur qu'il exerce son action, que comme
boisson alcoolisée contenant une forte proportion
d'acide lactique et légèrement effervescente par la
présence de l'acide carbonique.

Rien d'étonnant dès lors à ce que les plus réels
succès se manifestent dans le cours des maladies du
tube digestif. Chez les sujets atteints d'anorexie, la
cure de képhyr, continuée quinze jours à trois semaines, amène souvent de très heureux résultats,
qu'on a également signalés dans certains cas de
gastralgie et de vomissements d'origine très différente.
Il est souvent mieux accepté que le lait par les
malades atteints d'ulcère simple de l'estomac, dont il
calmerait les douleurs (Lépine); on l'emploiera surtout dans les dyspepsies atoniques avec hypochlorhydrie, dans les gastrites des alcooliques comme
préparation au régime lacté intégral. Toutes les mala-

dies de l'intestin justiciables du lait trouveraient peut-être dans le képhyr un succédané précieux, en raison de sa richesse en acide lactique, à condition de ne pas compter exclusivement sur lui pour assurer la nutrition des malades. C'est, en tout cas, un bon médicament antidiarrhéique, qui paraît avoir rendu des services dans la dernière épidémie de choléra et qui mérite d'être utilisé dans la médecine infantile à ce titre. D'après Monti, on doit le mêler à des parties égales d'eau pour les enfants au-dessous de trois mois ; on en ajoute un tiers de trois à sept mois, un quart de sept à quinze mois. Il est très vite toléré, augmente la diurèse, régularise les selles et se trouve indiqué dans les maladies chroniques de l'intestin, dans les maladies des reins, dans l'amaigrissement de la convalescence, dans les processus chroniques broncho-pulmonaires.

Il est plus difficile de se rendre compte des résultats favorables que lui attribuent les médecins russes dans la thérapeutique des maladies consomptives, des anémies et surtout de la phtisie pulmonaire.

Sa moindre quantité de lactose le rendrait bien préférable au lait chez les *diabétiques* forcés d'en faire usage ; je ne crois pas que cette donnée rationnelle puisse encore s'étayer sur des documents cliniques suffisants.

D'après Maximow, le bon képhyr doit avoir la couleur du lait et l'épaisseur de la crème, sans contenir de résidu; il doit mousser comme la bière, avoir un goût aigre-doux et piquer légèrement la langue.

Pour les enfants en très bas âge, il est préférable d'employer le képhyr *maigre*, préparé avec du lait écrémé. Si on veut l'utiliser dans l'alimentation des nourrissons, on augmentera artificiellement son degré de dilution et l'on emploiera avec plus de succès le képhyr préparé au moyen d'un lait bouilli additionné de 4 à 5 cuillerées d'eau par bouteille, et qui se rapprocherait ainsi beaucoup plus des propriétés du lait de femme.

Le mode d'emploi du képhyr varie suivant les états morbides contre lesquels on le prescrit.

En général, on débute par un verre, comme dose quotidienne, et l'on augmente chaque jour d'un verre, jusqu'à ce qu'on arrive à trois ou quatre bouteilles par vingt-quatre heures. Cette quantité varie, du reste, suivant la tolérance des malades.

On conseille de le boire par gorgées, légèrement tiédi, soit au bain-marie, soit au soleil.

D'après Ivanichevitch, on le fait prendre en quatre fois, la première portion à jeun, le matin, et les autres deux heures avant de manger, pour que la digestion soit à peu près complète. Et, quand les malades ne sont pas alités, de courtes promenades leur sont nécessaires, surtout après la première portion.

On choisira son degré de force d'après la nature

de la maladie et suivant l'âge des malades ; c'est ainsi que celui d'un jour convient aux sujets très affaiblis, aux enfants et plus particulièrement aux athrepsiques ; il est toutefois plus laxatif que celui de trois jours, qui entraîne même assez souvent une légère constipation.

Il est cependant bien avéré que, dans ces circonstances, les malades en éprouvent une amélioration surprenante, qui se rapproche beaucoup, principalement pour les phtisiques, des effets du régime lacté classique, dont nous avons vu l'heureuse action thérapeutique. C'est, en effet, sur les fonctions digestives que celle-ci semble porter en premier lieu, et, tout en assurant l'alimentation et en la réglant d'une manière continue, le képhyr, comme le lait, contribue à relever la nutrition et à faciliter aux tuberculeux la lutte contre les bacilles de Koch et contre les effets de leurs produits de sécrétion. A ce point de vue, il offre encore l'avantage d'être rapidement absorbé, en raison des transformations subies par la caséine, et de ne pas nécessiter, pour être digéré, le concours de l'acide chlorhydrique du suc gastrique.

Aussi rend-il de grands services toutes les fois que se présente l'indication de modifier le chimisme stomacal insuffisant dans le cours de la phtisie pulmonaire et permet-il, à sa première période, de combattre l'hyperchlorhydrie qui s'y rencontre avec une fréquence prédominante.

Cependant, s'il existe un degré plus ou moins prononcé d'ectasie avec tendance à la fermentation lactique, il sera préférable de modifier préalablement cet état, que le képhyr pourrait aggraver en raison de la grande quantité d'acide lactique qu'il contient.

Par son emploi, qui doit être prolongé avec persévérance et, suivant les cas, pendant un à deux mois, on le voit amener des résultats étonnants, surtout chez les sujets dégoûtés de toute alimentation ou qui présentent une intolérance à peu près complète de l'estomac. Il serait alors d'autant plus indiqué que les malades refuseront d'accepter le moyen qui réussit dans presque tous les cas de cette catégorie, c'est-à-dire l'introduction des substances alimentaires par la sonde de Debove. Au bout de quelques jours, les phtisiques commencent à manger, la toux diminue d'intensité, l'expectoration se réduit d'une manière très appréciable, et, comme corollaire d'un abaissement graduel de la température et des poussées fébriles, se produit un état de bien-être dont l'un des plus rapides effets consiste dans le retour du sommeil, qui résistait antérieurement à tous les hypnotiques. En même temps, la diarrhée s'atténue, puis disparaît, et ce n'est pas là le moindre bénéfice de cette cure au point de vue de son action sur la nutrition, car, dès ce moment, l'amaigrissement se suspend et peut faire place à une augmentation de poids qu'on a relevée chez de nombreux sujets.

Nos confrères russes affirment même que, si le traitement est suivi rigoureusement, les signes stéthoscopiques arrivent à se modifier dans un sens favorable et peuvent même disparaître au point de faire croire à la guérison, ce qui du reste ne saurait nous surprendre si l'on se reporte aux considérations exposées antérieurement sur l'influence de la cure lactée chez les tuberculeux.

Galazyme.

On donne le nom de *galazyme* au lait dont on provoque la fermentation par l'addition de sucre de canne et d'une levure; c'est un produit qui se place naturellement à côté du koumys et du képhyr, et dont les applications cliniques ont été vulgarisées par M. Dujardin-Beaumetz et ses élèves. On trouvera tous les détails qui s'y rapportent dans les thèses de Saillet (1886) et de Dinitch (1888).

D'après Deschiens, il suffit pour le préparer d'ajouter à un litre de lait une dissolution de 10 grammes de sucre et de 4 grammes de levure haute de grain dans une petite quantité d'eau; la fermentation alcoolique se développe rapidement dans les récipients hermétiquement fermés, et l'on trouve le lendemain une boisson mousseuse, aigrelette, chargée d'acide carbonique et contenant environ 1 pour 100 d'alcool; d'où la dénomination de *laits de champagne,* qu'il est bon de leur conserver.

C'est un breuvage peu agréable, qu'on regarde comme tonique et qui se trouve indiqué dans les mêmes conditions que les autres laits fermentés, surtout chez les *alcooliques*. On en prescrit généralement d'un à quatre verres, suivant la force des malades, qui ressentent d'autant plus facilement les premiers symptômes de l'ivresse qu'ils sont plus débilités. Il serait indispensable de le débarrasser des *micro-organismes* qu'il peut contenir, condition indispensable pour en conseiller l'usage sans restrictions.

TABLE DES MATIÈRES

LE LAIT DANS LES MALADIES

Maladies où l'on emploie le régime lacté surtout en raison de ses qualités digestives et nutritives :

Maladies où l'on emploie le régime lacté surtout en raison de son action sur la dépuration rénale et sur l'élimination des substances toxiques......... 80

FIN DE LA TABLE DES MATIÈRES

CORBEIL. — IMPRIMERIE CRÉTÉ-DE L'ARBRE

Bulletin

DES

Annonces.

LAIT HUMANISÉ

STÉRILISÉ

remplaçant le lait maternel dans l'alimentation des enfants du premier âge.

Ce lait est du lait de vache, de bonne qualité, qui contient la *même proportion de matières albuminoïdes* que le lait de femme, et tous les autres éléments : **beurre, lactose et sels minéraux.**

Il se coagule dans l'estomac des enfants en très petits caillots comme le lait de femme et n'occasionne ni **diarrhée verte,** ni **indigestion.**

Le **LAIT HUMANISÉ** doit être donné pur à partir du 3ᵉ ou 4ᵉ jour jusqu'au 5ᵉ ou 6ᵉ mois. Au-dessus de cet âge, on donne **le lait naturel stérilisé,** préparé également par la Société d'alimentation lactée.

Les *jeunes mères* qui n'ont pas suffisamment de lait trouveront aussi dans le **LAIT HUMANISÉ** un puissant auxiliaire pour compléter la nourriture de leur enfant (*nourriture mixte*).

Prix du lait humanisé **0** fr. **40** *la bouteille* (verre non compris).

LAIT NATUREL STÉRILISÉ

Le *lait stérilisé* convient aux adultes soumis au régime lacté et s'emploie pour tous les besoins du ménage.

Son *asepsie absolue* offre toute sécurité contre les *maladies infectieuses* et le rend préférable au lait ordinaire.

Prix du lait naturel stérilisé : **0** fr. **30** *la bouteille* (verre non compris).

SOCIÉTÉ D'ALIMENTATION LACTÉE. 28, rue de Trévise, Paris.

PHARMACIE VIGIER, 12, Boulevard Bonne-Nouvelle, Paris.

FARINE ALIMENTAIRE VIGIER

AU CACAO

Nutrition des enfants en bas âge. — Allaitement insuffisant. Sevrage.

Les enfants sont *très friands* de cette préparation qui, essentiellement *nutritive,* constitue un *excellent aliment* et permet de leur faire absorber une grande quantité de lait sans provoquer de la diarrhée ni de la constipation. Très digestive, elle convient également aux *convalescents, malades, dyspeptiques,* etc. Prix de la boîte : **3** francs.

HUILE VIERGE DE FOIE DE MORUE DE VIGIER qualité extra, assimilation facile, rapide et complète.

SUPPOSITOIRES PASSEMARD-VIGIER *à la glycérine pure à 30° solidifiée,* contre la **CONSTIPATION.**

BALLES RECTALES PASSEMARD-VIGIER contre la constipation des enfants. Les *balles rectales Passemard-Vigier* à la glycérine pure sont employées avec beaucoup de succès chez les enfants. Elles remplacent avantageusement les lavements, souvent difficiles à administrer en raison de l'indocilité des jeunes enfants. Prix de la boîte de 10: 1 fr. 50.

www.ingramcontent.com/pod-product-compliance
Lightning Source LLC
LaVergne TN
LVHW011956180726
843502LV00005B/1437